KARSTEN FREUND I BERND PIEPER
BÄRBEL KLEMME-HANF

Heilpflanzen der Eifel

emons:

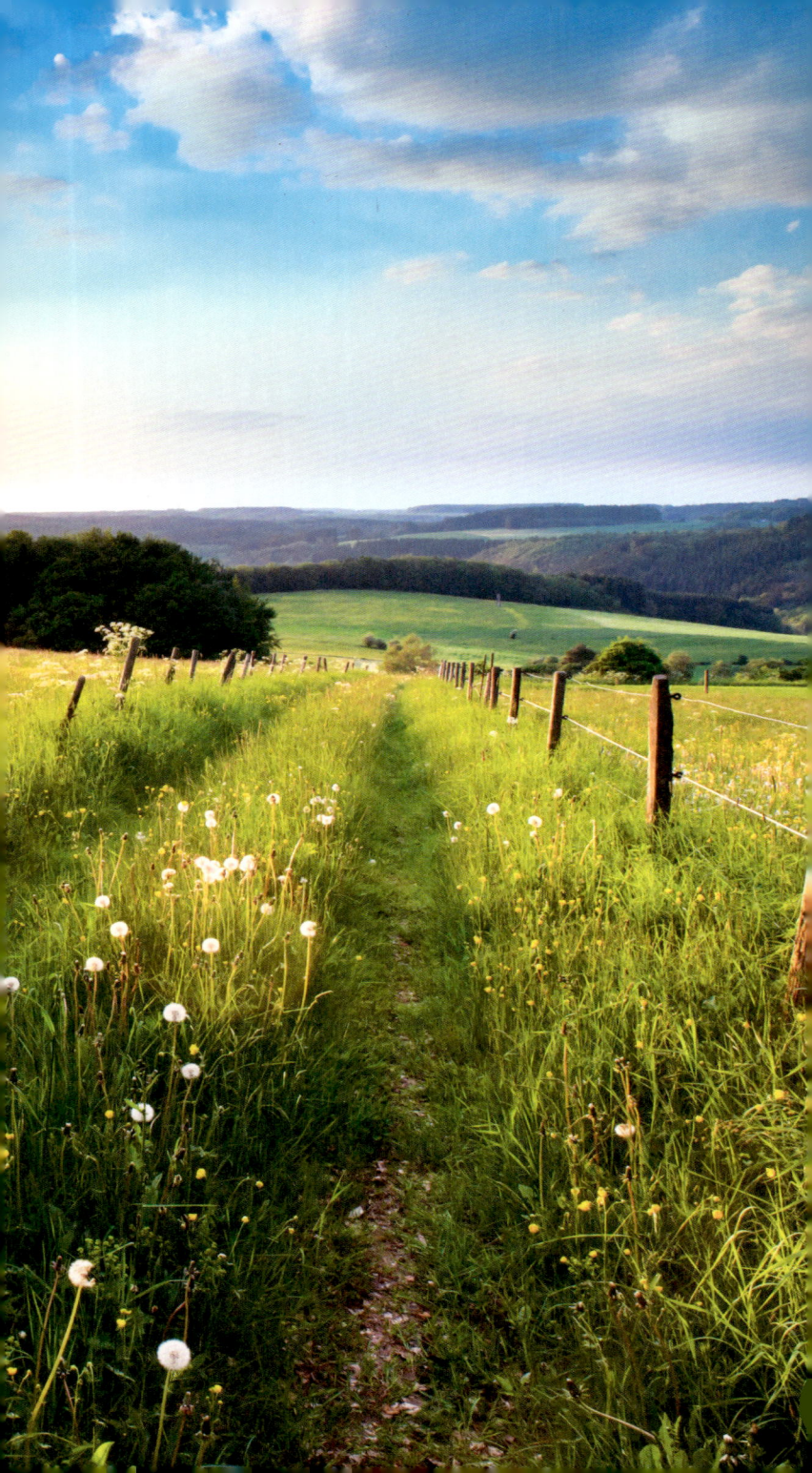

Inhalt

Vorwort
Mit der Natur fängt alles an

Dass die Natur die beste Apotheke ist, besagt eine alte Weisheit. Lange stand es nicht gut um diese Erkenntnis, denn die Entfremdung des Menschen von der Natur in der modernen Konsumgesellschaft schien zu weit fortgeschritten. Mit Traditionen und Brauchtum hatten auch die Volksmedizin und ihr naturheilkundlicher Teil einen zunehmend schwereren Stand. Doch es scheint, als zeichnete sich seit Längerem eine deutliche Trendwende ab. Das Interesse an Naturheilkunde ist heute so groß wie seit Langem nicht mehr, und auch der Blick auf Brauchtum und Überlieferung wandelt sich spürbar. Das Bewusstsein dafür, dass wir in der modernen Industriegesellschaft auch viele wichtige, wertvolle Dinge des Lebens verloren oder vergessen haben, wächst seit Jahren. Und es wächst besonders in Deutschland, wo der Absatz von Produkten aus oder mit Heilpflanzen so hoch ist wie sonst nirgendwo in Europa.

Heute sind wir in der komfortablen Lage, uns ohne allzu großen Aufwand informieren zu können, unser Zugang zum Wissen ist nicht mehr abhängig von der Überlieferung. So können wir unterschiedliche Ansätze kritischer betrachten und vergleichen. Und auch die Wissenschaft verändert sich. Längst sieht man nicht mehr zwingend einen Widerspruch darin, neben den Erkenntnissen der modernen Wissenschaft beispielsweise auch die Lehren der Traditionellen Chinesischen Medizin (TCM) zu respektieren, auch wenn viele ihrer Prinzipien und Leitsätze als wissenschaftlich nicht verifizierbar gelten. Ebenso begreift man heute die Naturheilkunde eher als Ergänzung der modernen Medizin und weniger als Widerspruch zu ihr. Die Wissenschaft konnte hier viele Irrtümer und einiges an Irrglauben ausmerzen. Auch historische Koryphäen wie die immer wieder gerne zitierte Hildegard von Bingen unterliegen diesem Korrektiv, denn viele ihrer Zuschreibungen sind mittlerweile verworfen. Aber dennoch existiert eine große Schnittmenge zwischen der auf Überlieferung basierenden Volksmedizin, der Wissenschaft und der Naturheilkunde.

Natur als Ursprung der Medizin

Letztlich ist es ja die Pharmazie, die die Kräfte der Natur extrahiert, isoliert und imitiert – und nicht umgekehrt. Lange glaubte man, die Synthetisierung der Wirkstoffe und ihre Anwendung in isolierter, reiner Form sei ein Vorzug der Moderne. Doch diese Annahme weicht allmählich der Erkenntnis, dass der natürliche Cocktail von Stoffen, von denen viele noch nicht ausreichend erforscht sind, für den Körper, für unsere Gesundheit tatsächlich günstiger und oft verträglicher ist. So führt auch der Weg der Schuldmedizin allmählich zurück zur Natur.

Aber es geht um mehr. Die Beschäftigung mit der Natur, der Aufenthalt in natürlicher Umgebung, sind nicht nur Mittel zum Zweck – sie sind Teil der »Therapie«. Die Natur wieder schätzen zu lernen, ihre Kräfte, die heilenden ebenso wie die giftigen, zu erkennen, zu respektieren und nicht zuletzt auch ihre Schönheit zu genießen – das alles tut uns gut und kann ein Stück weit helfen, unsere Entfremdung von der Natur wieder zu verringern.

Und wo ließe sich das leichter umsetzen, als in der herrlichen Naturlandschaft der Eifel? Ob in einem der zahlreichen Naturparks der Nord- und Südeifel, ob in den nun wieder wachsenden Buchenwäldern, in der Vulkaneifel oder im Hohen Venn – die Eifel ist ein vielseitiges Landschafts- und Naturparadies. Rund 2000 seltene Tier- und Pflanzenarten sind im Nationalpark Eifel heimisch. Nicht nur auf dem sehr lohnenden Eifeler Kräuterpfad kann man vorzüglich auf Wanderschaft gehen. Wo sonst kann man so vortrefflich das Nützliche mit dem Angenehmen verbinden, wie bei einer Kräuterwanderung in der Eifel?

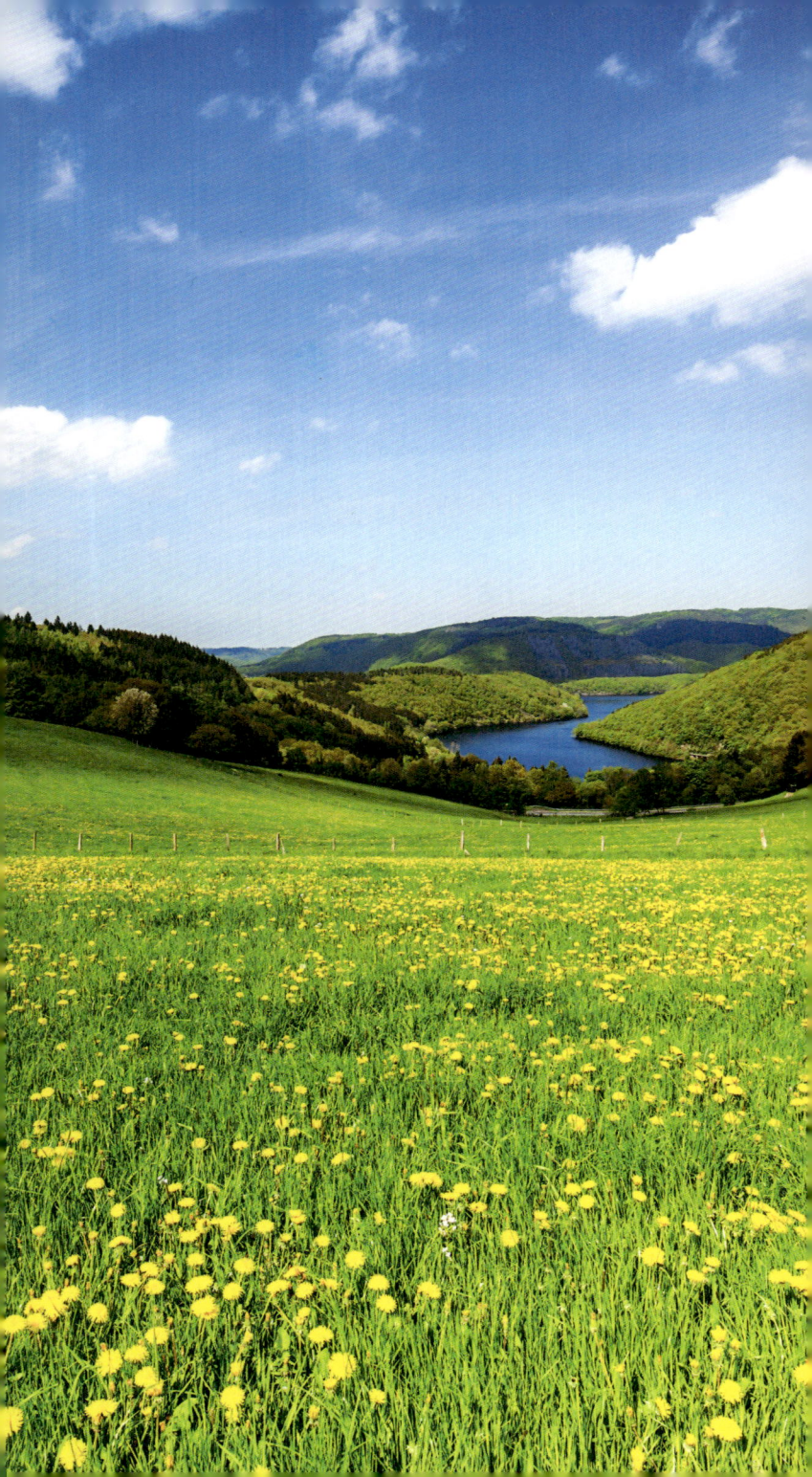

Die Naturlandschaft Eifel

Geologisch gehört der in Rheinland-Pfalz und Nord-rhein-Westfalen gelegene Naturraum Eifel, gemeinsam mit den angrenzenden belgischen Ardennen, zum westlichen Teil des Rheinischen Schiefergebirges. Im Osten und Süden wird die Eifel von Rhein und Mosel begrenzt, im Norden geht sie in die Niederrheinische Tiefebene über.

Heute ist die Eifel eine beliebte Tourismusregion. Kein Wunder, angesichts der vielfältigen Naturschönheiten, die hier entdeckt werden wollen. Große, geschlossene Waldgebiete mit geheimnisvollen Seen und den Resten früherer Hochmoore, durchzogen von zahlreichen Bächen und kleinen Flüssen. Erhebungen wie der Schwarze Mann (697 m) und die Hohe Acht (747 m), an deren Hängen jeden Winter Ski gefahren und gerodelt wird. Milde, fruchtbare Gebiete in der östlichen Kalkeifel oder im Süden, wo es im Grenzgebiet von Belgien, Luxemburg und Deutschland beinahe mediterran zugeht. Und natürlich die Vulkaneifel, wo Maare, Basaltsäulen und Mineralquellen eine Landschaft geprägt haben, die in Europa einzigartig ist – und die sich zudem beständig weiterentwickelt.

Der Nationalpark

Ohne Zweifel hat die Ausweisung des Nationalparks Eifel Anfang 2004 enorm zur wachsenden Popularität dieses Mittelgebirges beigetragen. Der Nationalpark erstreckt sich auf einer Fläche von etwa

Der Rurstausee ist Teil des Nationalparks Eifel.

11.000 Hektar über die Naturräume der Rureifel und der westlichen Hocheifel. Die Rur und ihre Nebenbäche prägen diese »Wildnis aus Wald und Wasser«, der Rursee ist mit einem Stauvolumen von mehr als 203 Millionen Kubikmetern der zweitgrößte Stausee Deutschlands.

Im Nationalpark wurden bis heute mehr als 1900 bedrohte Tier- und Pflanzenarten erfasst. Dazu gehören so scheue Vertreter wie Wildkatze oder Schwarzstorch, aber auch mit rund 1000 Tieren eine der größten Rothirschpopulationen in Europa. Am besten »erläuft« man sich den Nationalpark auf den vier Etappen des Wildnistrails, die zwischen 17 und 24 Kilometer lang sind. Vor allem auf der ersten Etappe von Monschau und Simmerath können Wanderer in den Wiesentälern viele Wildkräuter entdecken.

Buchen und Wildnarzissen

Die Buche, bis zu ihrer massiven wirtschaftlichen Ausbeutung durch den Menschen der prägende Baum in vielen Eifelwäldern, soll im Nationalpark allmählich wieder ihre einstige Bedeutung zurück- gewinnen. Unter ihrem Kronendach entwickeln sich im Frühjahr die bunten Blütenteppiche zahlreicher Wildkräuter. Doch auch die mächtige Eiche hat ihren Platz im Nationalpark, ebenso wie Schwarzerle, Esche und Weide entlang der Bäche oder Ahorn, Linde und Ulme an steilen und kühlen Nordhängen. Diese Laubmischwäl- der sind der Lebensraum unzähliger Käfer und Insekten und bieten größeren Tieren wie Rothirsch, Wildschwein oder Mufflon die nötige Deckung.

Die bis 2005 von britischen und belgischen Streitkräften militä- risch genutzte Dreiborner Hochfläche ist ein Eldorado für seltene Tiere. Hier tummeln sich Goldammer und Neuntöter, Aurorafalter und Schwalbenschwanz. In den tiefen Fahrspuren der Panzer entste- hen regelmäßig kleine Tümpel, die Heimat bedrohter Amphibien wie Kreuzkröte oder Bergmolch. Im Frühsommer taucht die Ginsterblüte die Dreiborner Hochfläche in ein leuchtendes Gelb. Im Perlen- und im Fuhrtsbachtal blühen im April und Anfang Mai die Wildnarzis- sen. Diese Blume wächst in Deutschland nur noch in der Eifel und

Der Fingerhut (Digitalis purpurea) zählt zu den schönsten - und giftigsten Heilpflanzen der Eifel.

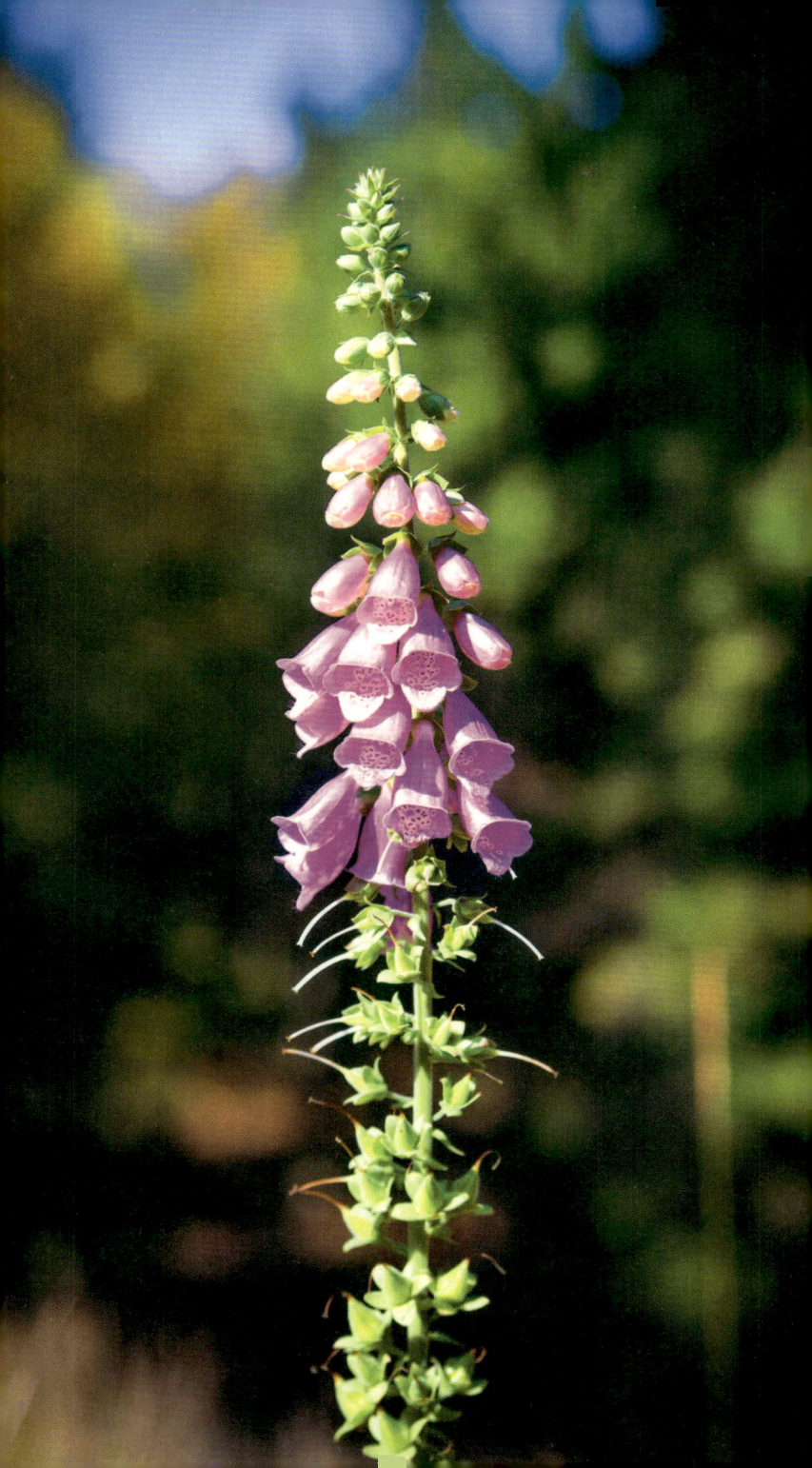

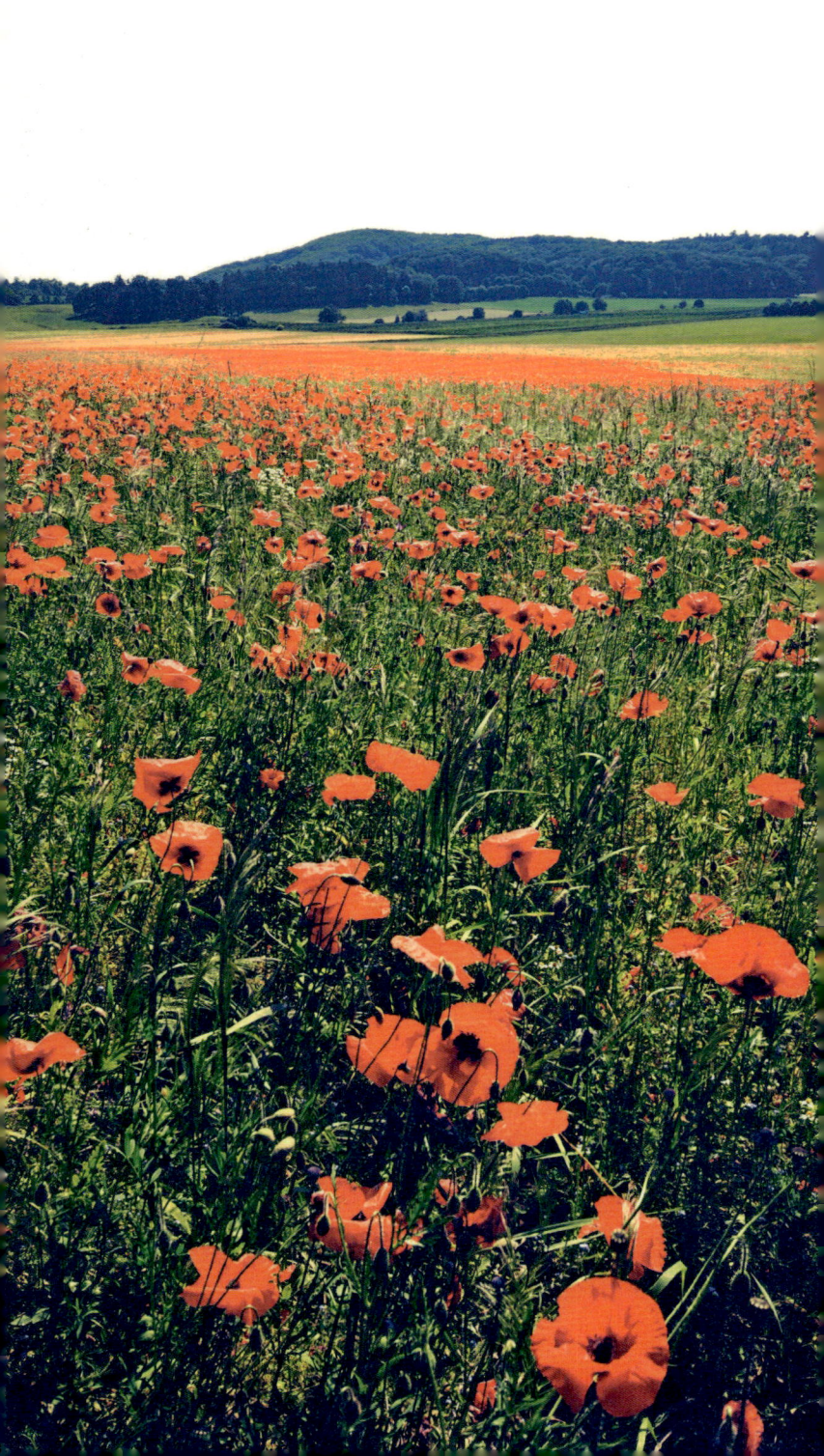

im Hunsrück und ist davon abhängig, dass ihr Lebensraum – kalkarme, magere Feuchtwiesen – zwischen Ende Juli und Anfang August einmal gemäht wird. Auf der rund 12 Kilometer langen Narzissenroute rund um Monschau lassen sich die botanischen Kostbarkeiten bewundern. Das Pflücken der unter Naturschutz stehenden Pflanzen ist allerdings streng verboten!

Hochmoore und ein malerisches Flusstal

Das Hohe Venn im Grenzgebiet von Deutschland und Belgien ist ursprünglich geprägt durch große Heideflächen und Hochmoore, von denen allerdings viele entwässert wurden. Wer durch die verbliebenen Moorgebiete wandert, sollte die ausgewiesenen Wege auf keinen Fall verlassen.

Ganz anders sieht es aus im stillen Tal der Our, im Südwesten der Eifel. Der Grenzfluss zwischen Belgien, Luxemburg und Deutschland mäandert durch eine einzigartige Naturlandschaft. Hier blühen zahlreiche Orchideenarten, und das saubere Wasser der Our ermöglicht einen bemerkenswerten Reichtum an seltenen Fischarten wie Groppe, Elritze und Bachschmerle. Selbst die vom Aussterben bedrohte Flussperlmuschel hat hier überlebt. Hoch über der Our thront die Ruine der Burg Falkenstein inmitten von Buchen-Eichen-Niederwäldern, die zu ausgedehnten Wanderungen einladen.

Im Land der Vulkane

Im Südosten der Eifel liegt eine geologische Besonderheit: die Vulkaneifel. Vulkankegel, Maare, Basaltsäulen und Mineralquellen geben der Landschaft ihr besonderes Gesicht. Und das verändert sich, denn Kohlensäurequellen und starke Temperaturschwankungen im Erdinneren sorgen für anhaltende Dynamik. Zwar liegt der letzte Vulkanausbruch rund 10.000 Jahre zurück, aber Experten gehen davon aus, dass sich der Vulkanismus hier noch nicht zur Ruhe gesetzt hat.

Als Wahrzeichen der Vulkaneifel gelten die Maare. Als »Augen der Eifel« bezeichnet man diese Trichterseen, die durch Explosionen

Mohnfeld in der Nähe des Laacher Vulkans.

nach dem Zusammenprall glühenden Magmas mit wasserführenden Erdschichten entstanden sind. Lediglich zehn der insgesamt 75 Maare sind mit Wasser gefüllt, doch auch die trockenen Maare sind wertvolle Lebensräume für eine große Zahl an Libellen und Käfern. Im Naturschutzgebiet Dauner Maare, wo drei unmittelbar aneinander angrenzende Maare nur durch einen schmalen, wasserundurchlässigen Gebirgsrücken voneinander getrennt sind, brüten seltene Vogelarten wie Neuntöter, Dorngrasmücke und Blessralle. Wer in einem der Maare – etwa im Pulvermaar oder im Meerfelder Maar – schwimmen möchte, muss sich das Wasser mit Hechten und Barschen teilen.

Mineralwasser und Orchideen

Aus rund 180 Quellen sprudelt in der Vulkaneifel Mineralwasser. Das lässt sich nicht nur gut trinken, sondern ist durch therapeutisch wirksame Bestandteile wie Jod oder Radon auch gut für äußerliche Heilanwendungen geeignet. Die einzige Glaubersalzquelle Deutschlands sprudelt in Bad Bertrich mit wohltemperierten 32 Grad Celsius, und der »Wallende Born«, einziger Kaltwassergeysir der Vulkaneifel, bricht jede halbe Stunde mit einer bis zu vier Meter hohen Fontäne aus.

Auf den trockenen Talhängen der Kalkeifel rund um Gerolstein wachsen Orchideen und Wacholder, eine Folge jahrhundertelanger menschlicher Nutzung durch extensive Beweidung. Schmetterlinge wie Perlmutt- und Scheckenfalter oder der stark gefährdete Wundklee-Bläuling lieben diese Flächen. Die bewaldeten Höhenrücken mit ihren teilweise sehr alten Buchen und Eichen sind die Heimat von Trauerschnäpper und Waldkauz. Hier wächst mancherorts sogar noch der streng geschützte Gelbe Frauenschuh, eine wunderschöne Orchidee. Eine Besonderheit ist das Naturschutzgebiet Vulkan Kalem bei Birresborn, wo sich auf Gesteinsbrocken und in alten Steinbrüchen zahlreiche Moose, Flechten und Farne angesiedelt haben.

Der Wanderweg Eifelsteig führt durch
die malerische Wildnis des Nationalparks.

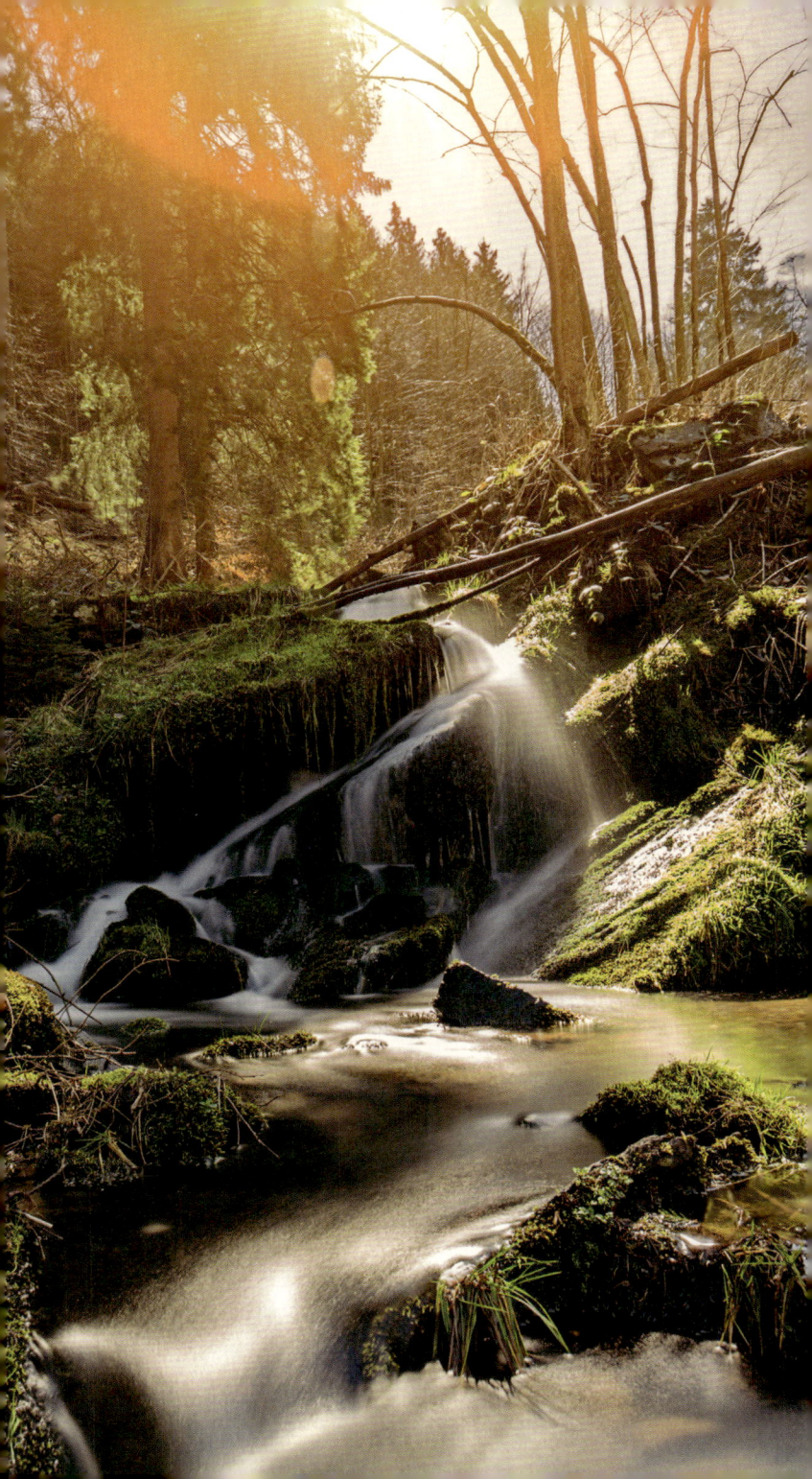

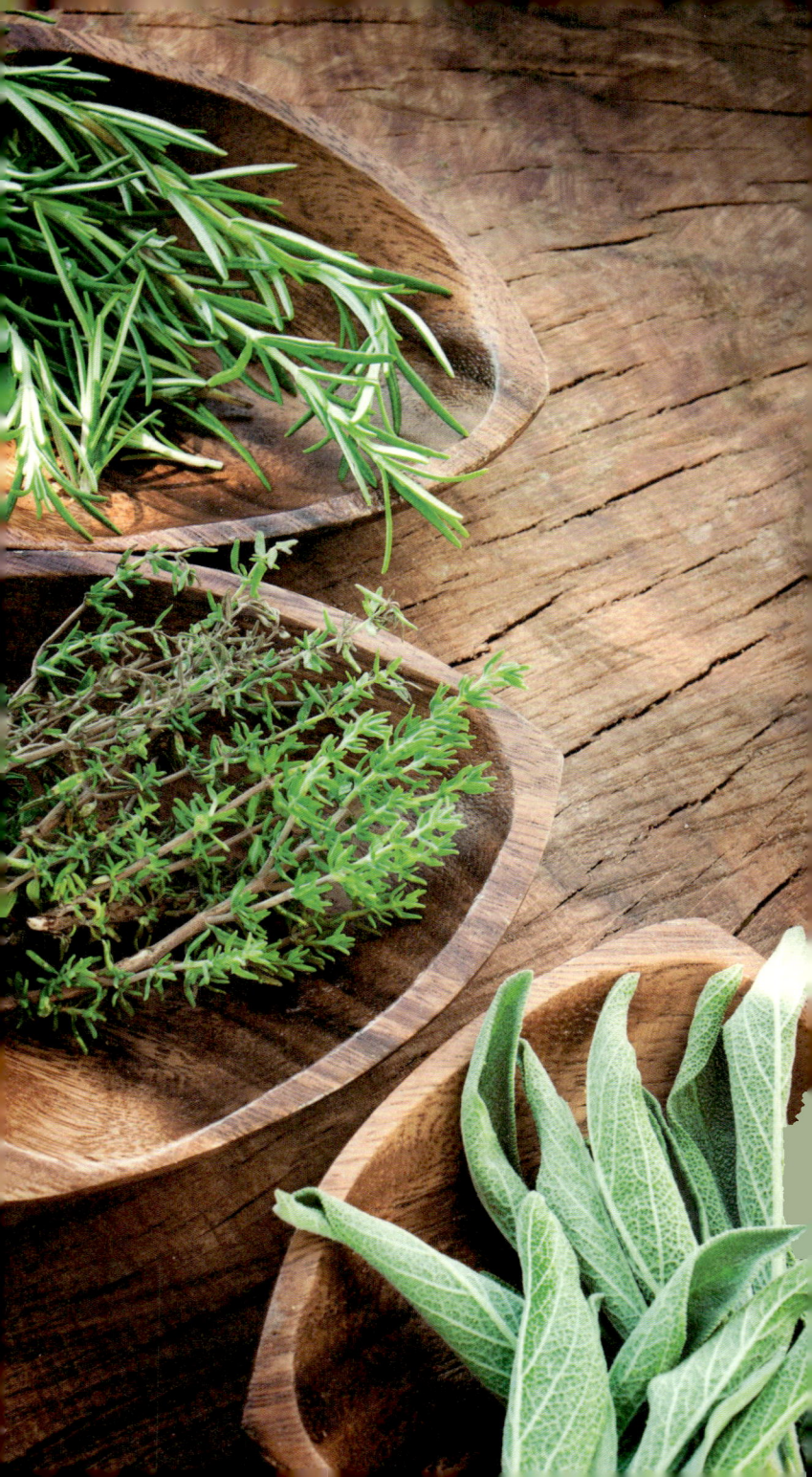

Zu Besuch in der Eifeler Kräuterküche

Im Gespräch mit der Kräuterpädagogin
Regine Blatt-Neumann

Regine Blatt-Neumann ist Kräuterpädagogin mit Schwerpunkt Wildkräuterküche. In ihren Kursen und Schulungen führt sie Kinder und Erwachsene an die kulinarische Verwendung von Wild- und Heilpflanzen heran. Sie lebt in einem alten Haus mit Naturgarten in Blankenheim-Reetz.

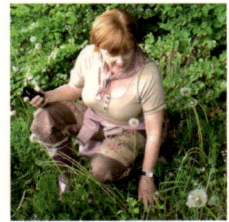

Sie schulen Menschen zum Thema Wildkräuterküche. Wie kamen Sie dazu?
Als Naturliebhaberin und leidenschaftliche Köchin mit hauswirtschaftlicher Ausbildung, war ich zunächst selbst Teilnehmerin eines Wochenendkurses zum Thema Wildkräuterküche. Fasziniert von der Idee mit »Unkraut« zu kochen und beeinflusst durch Erfahrungen aus meiner Kindheit im Umgang mit Wildgemüsen und Wildfrüchten, habe ich meine Kenntnisse in einem Lehrgang der Gundermann Akademie vertieft. Dieses Wissen auch an andere weiter zu geben macht mir große Freude.

Sie sind Kräuterpädagogin mit Schwerpunkt Wildkräuterküche. Könnten Sie ein bisschen von Ihrer Arbeit berichten?
Ich biete in der Eifel Kräuterküche in Blankenheim-Reetz von Mai bis September verschiedene Workshops zum Thema Wildkräuterküche an. Die meisten Veranstaltungen beinhalten die Zubereitung eines Drei-Gänge-Wildkräutermenüs. Nach einem Begrüßungstrunk, der natürlich auch aus Wildkräutern zusammengestellt ist, machen wir einen Kräuterspazier-

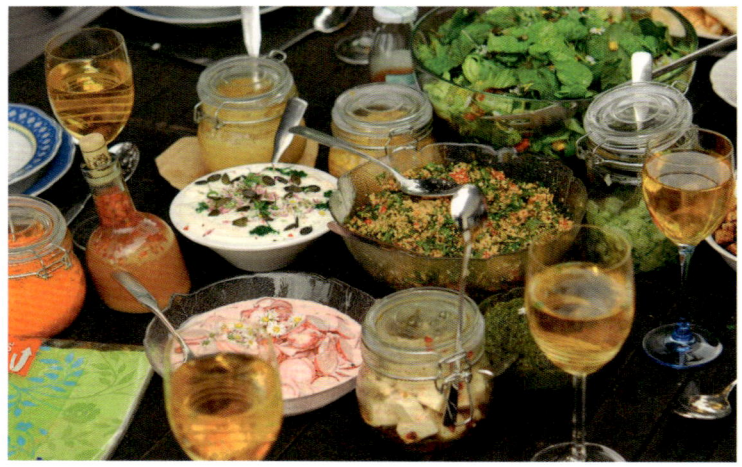

In der Eifel-Kräuterküche lernen die Teilnehmer, aus wild gesammelten Pflanzen ein Menü zu kreieren.

gang, wobei die Teilnehmer etwas über Heilwirkung von Wildkräutern und deren Verwendung in der Küche erfahren. Wir sammeln Kräuter zur Zubereitung unseres Menüs. Das gemeinsame Kochen und Essen ist immer wieder ein sehr bereicherndes Erlebnis für die Teilnehmer und mich. Sich intensiv mit den Schätzen der Natur zu beschäftigen, wirkt ausgleichend und entspannend und schafft ein fröhliches Gruppenklima.

Die Arbeit mit Kinder oder Jugendgruppen macht mir besonders viel Spaß. Dazu besuche ich Kindergärten, Schulen oder Tagungshäuser. Ich glaube so bei den jungen Menschen Interesse an der Beschäftigung mit der Natur und nachhaltigem Lebensstil wecken zu können und sie zu motivieren, sich für eine Erhöhung des gesellschaftlichen Lebensstandards zu engagieren. Die Form dieses Engagement sollte allerdings die verwendeten Ressourcen nicht zerstören, sondern zur potenziellen späteren Nutzung erhalten. Gemeinsames ernten, kochen und essen stärkt zudem das Gruppengefühl.

Was macht die Vorzüge der Wildkräuterküche aus?
Der Gedanke, sich überwiegend von regionalen Lebensmitteln zu ernähren, setzt sich immer mehr durch. Obst und Gemüse aus der Region, in der man lebt, und zur entsprechenden Jahreszeit geerntet, hat durch den kurzen Anfahrtsweg und die ausreichende Reifezeit einen höheren Vitamingehalt als über lange Wege transportierte Lebensmittel. Ich glaube auch, dass der

Organismus mit dem, was dort wächst, wo er lebt, am besten zurechtkommt. Die Ökobilanz von Lebensmitteln aus dem nahen Umfeld ist zudem besser. Was liegt dann näher als Wildkräuter, Wildgemüse und Wildfrüchte in die Ernährung mit einzubeziehen? Das dies auch noch kostengünstig, ohne Saat und Pflege der Produkte möglich ist, stellt sich als weiterer reizvoller Aspekt dar.

Wildgemüse und Wildkräuter haben zudem einen weitaus höheren Gehalt an Vitaminen und Mineralstoffen als Kulturpflanzen. So hat als Beispiel der Bärenklau 291 mg Vitamin C pro hundert Gramm und Endiviensalat nur 10 mg. Giersch enthält 114 µg Provitamin A auf hundert Gramm, Rotkohl 2,5 µg.

Wie sammelt man verantwortungsvoll und schonend?

Die wichtigste Grundregel beim Sammeln von Wildkräutern, die zum Verzehr vorgesehen sind, heißt, nichts mitzunehmen, was man nicht einwandfrei bestimmen kann. Besonders Kinder müssen deutlich darauf hingewiesen werden, dass der Verzehr von Pflanzen in der Natur nur nach Freigabe durch einen Erwachsenen erfolgen darf!

Wegen möglicher Belastungen mit Pestiziden und Düngern sammelt man essbare Wildkräuter möglichst nicht in öffentlichen Parkanlagen und an Feldrändern.

Erntet man Wildkräuter in privaten Gärten, so ist es auch hier ratsam den Besitzer zum Einsatz von Chemikalien zu befragen.

Wiesen, die mit Gülle übergedüngt wurden, sind an sehr großem Aufkommen von Stickstoff-Zeigerpflanzen erkennbar (Löwenzahn, Brennnessel). Durch Nitrifikation kann bei einer Überdüngung mit Stickstoff auch ein Übermaß an Nitrat entstehen. Nitrate selbst sind relativ unbedenklich, können aber bereits im Lebensmittel oder während der Verdauung durch Einwirkung von Bakterien in Nitrit umgewandelt werden, dem eigentlich gesundheitlich problematischen Stoff.

Auch essbare Wildpflanzen können Gifte enthalten. Bekannt ist vielen das Kumarin im Waldmeister, oder die Pyrrolizidinalkaloide im Scharbockskraut. Hier gilt: »Die Dosis macht das Gift« (Paracelsus).

Auch hierüber sollte der Wildkräuterliebhaber sich vor dem Verzehr informieren.

Der Fuchsbandwurm gefährdet mehr Menschen aus Land und Forstwirtschaft als Menschen, die Wildkräuter in ihre Küche einbeziehen. In gekochten Speisen sind die Erreger ohnehin unschädlich, und zum rohen Verzehr vorgesehene Wildkräuter sollten gründlich mit warmem Wasser gewaschen werden.

Nachhaltiges Vorgehen beim Ernten von Wildpflanzen dürfte selbstverständlich sein. Daher ernten wir eine Pflanze an einem Standort niemals vollständig ab. Wildpflanzen, deren Kraut und Blüten man nutzen möchte, schneidet man am besten mit einer Schere ab, um ein versehentliches Herausreißen der Wurzeln zu vermeiden. Aber auch die Wurzeln einiger Pflanzen werden genutzt (z.b. Löwenzahn, Wegwarte). Man sollte diese aber sorgfältig und zur vorgesehenen Zeit ernten und auch hier der Pflanze die Möglichkeit lassen sich neu zu entwickeln.

Viele Pflanzen sind auch geschützt, aber nicht immer in jeder Region. Darüber informieren die Naturschutzverbände.

Gibt es Wildpflanzen, die Sie besonders schätzen? Gibt es Wildkräuter, die sich zur Bevorratung eignen (z.B. für den Winter)?
Einige Wildpflanzen, die allgemein wenig gewürdigt und als lästiges Unkraut bewertet werden, sind mir in der Wildkräuterküche sehr willkommen. Der wunderbare Giersch, so vielseitig und gesund wie kaum ein anderes heimisches Wildkraut, sei da genannt, oder auch der Wiesenbärenklau, besonders seine wie Brokkoli schmeckenden Blütenknospen. Der Wiesenbärenklau führt im Schatten seines großen Bruders, des Riesenbärenklaus, vollkommen zu Unrecht, ein als essbare Pflanze kaum beachtetes Dasein. Unter den Würzkräutern sind meine Favoriten die Knoblauchsrauke mit ihrem zarten Knoblauchduft und der kleine Wiesenknopf mit seinem unverwechselbar frischen Geschmack nach Gurke.

Würzkräuter lassen sich leicht getrocknet bevorraten, mit Ausnahme von Knoblauchsrauke und Bärlauch, deren Aroma durch das Trocknen stark nachlässt. Man kann sie aber, zu Pesto verarbeitet, bis in den Winter genießen. Auch einlegen in Öl oder Essig ist eine Möglichkeit, sich den Kräutergenuss für den Winter zu konservieren. Blattgemüse lässt sich blanchiert auch einfrieren. Ich empfehle aber, das Gemüse innerhalb von drei Monaten zu verzehren, da Nährstoffe und Geschmack bei längerer Lagerung leiden.

Wandelt sich das allgemeine Bewusstsein was sogenanntes Unkraut anbetrifft?
Viele der Teilnehmer meiner Workshops sind überrascht, wenn sie erfahren: Das bisher als feindlich beargwöhnte Kraut aus dem heimischen Garten, ist ein wohlschmeckendes, gesundes Lebensmittel. Eine allgemeine Wahrnehmungsveränderung findet meines Erachtens überwiegend bei Menschen statt, die sich auch sonst gesund ernähren und sich für die Natur interessieren. Umso wichtiger finde ich meine Arbeit in Kindergärten und Schulen, wo ich als ausgebildete Erzieherin die Möglichkeit habe, mein Wissen zielgreifend weiterzugeben.

Ist beim Kräutersammeln auch der Weg das Ziel? Ist also der Vorgang des Sammelns, der Aufenthalt in und die Beschäftigung mit der Natur genauso wichtig wie der Ertrag, den ich am Ende mit nach Hause bringe?

Eine intensive Beschäftigung mit den Pflanzen führt zu großer Ruhe und Entspanntheit. Bewegung an frischer Luft und die ein oder andere Information über Land und Leute runden das Wohlfühlpaket ab.

Sammeln und verarbeiten von Wildkräutern ist mühsam, aber die Kräuter erfahren somit eine ganz neue Wertschätzung. Da wird schon mal ein Blättchen, das versehentlich im Spülbecken oder dem Fußboden gelandet ist, sorgfältig eingesammelt und liebevoll weiterverarbeitet.

Das Gemeinschaftserlebnis beim Zubereiten und Essen spielt eine große Rolle, aber auch wer alleine für sich oder seine Familie sammelt und kocht erfährt diese Zufriedenheit, und das Gefühl, etwas ganz Besonderes geleistet zu haben.

Haben Sie den Eindruck, dass die meisten Ihrer Gäste offen sind oder müssen Sie da oft auch Überzeugungsarbeit leisten?

Wenn Menschen meine Angebote wahrnehmen, sind in der Regel sehr interessiert und offen, denn sie haben sich ja bewusst zu Teilnahme entschieden. Anders stellt es sich oft bei den Eltern der Kinder dar, die an meinen Angeboten in Kindergärten und Schulen teilnehmen. Häufig werden dann eigene Ängste auf Kinder projiziert und ich muss Überzeugungsarbeit leisten und Eltern an ihre Rolle in diesem Annäherungsprozess an die Natur heranführen.

Ich sehe viele »Wiederholungstäter« in meinen Veranstaltungen. Manche Teilnehmer kommen mehrmals um ihre Kenntnisse zu erweitern; das lässt mich auf ernstes Interesse schließen, aber Spaß und Freude während meiner Veranstaltungen sind mir ebenso wichtig.

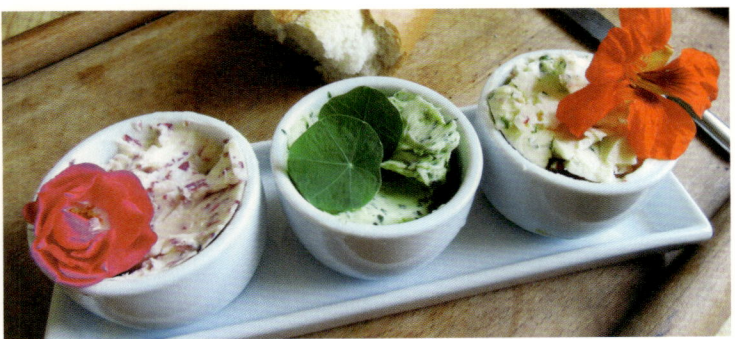

In der Wildkräuterküche sind Blüten nicht nur Deko, sondern essbarer Teil des Gerichts.

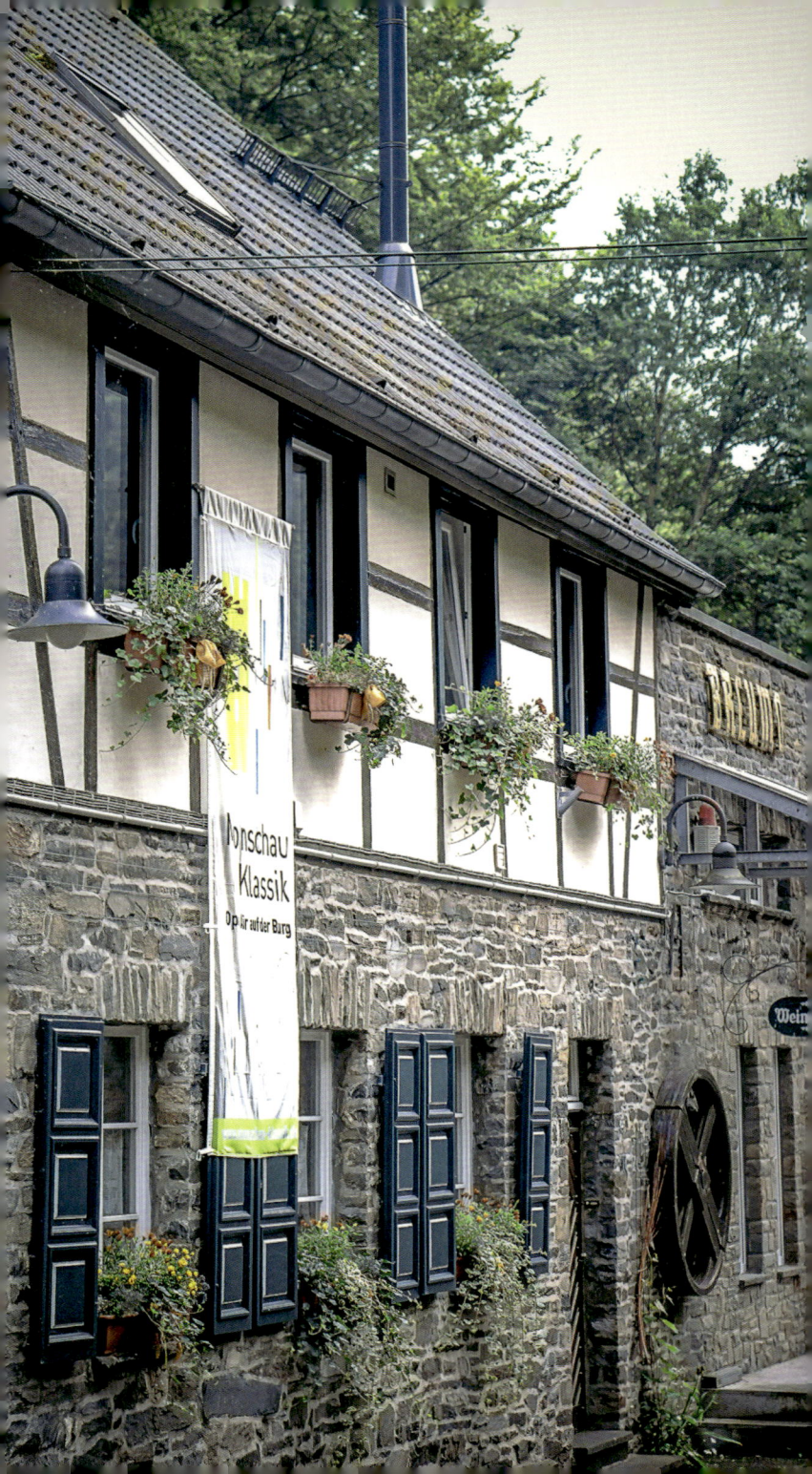

Die historische Senfmühle in Monschau

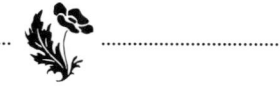

Die Verarbeitung von Senf hat in Monschau eine lange Geschichte. Seit 1882 Clemens August Breuer in der pittoresken Schieferstadt sein Familienunternehmen gründete, das sich ganz der Senfherstellung verschrieben hat, gehört der handwerklich hergestellte »Moutarde de Montjoie«, wie er ursprünglich hieß, zu den kulinarischen Spezialitäten der Eifel. Anfangs wurde die Senfmühle durch ein Wasserrad betrieben – durch Monschau fließt die Rur –, später stieg man auf eine Dampfmaschine um. In der Rurstraße kann man noch heute das alte Wasserrad bewundern.

1952 zog die Firma um an ihren jetzigen Standort im Laufetal. Heute betreibt die Familie unter der Leitung von Ruth Breuer in fünfter Generation noch immer das alte Handwerk der Senfherstellung. »Zurzeit bekommen wir das Senfmehl aus Osteuropa«, erzählt sie, »mein Urgroßvater hat aber noch Senfmehl hier aus der Gegend bezogen.« Zwar bemüht sie sich seit Jahren, einheimische Landwirte zu überzeugen, wieder Senf anzubauen, aber leider ohne Erfolg. »Es gibt keine Erfahrungswerte, auf die man zurückgreifen könnte, da der Senfanbau hauptsächlich von den heute nicht mehr existierenden Köhlern vorgenommen wurde.« Heute ist Kanada weltweit führend im Senfanbau. Allerdings wächst Senf auch in der Eifel als Wild- und Kulturpflanze und als Zwischenfrucht zum Unterpflügen und Auflockern des Bodens.

Neben der eigentlichen Senfmühle gibt es auch ein Restaurant und einen Weinkeller.

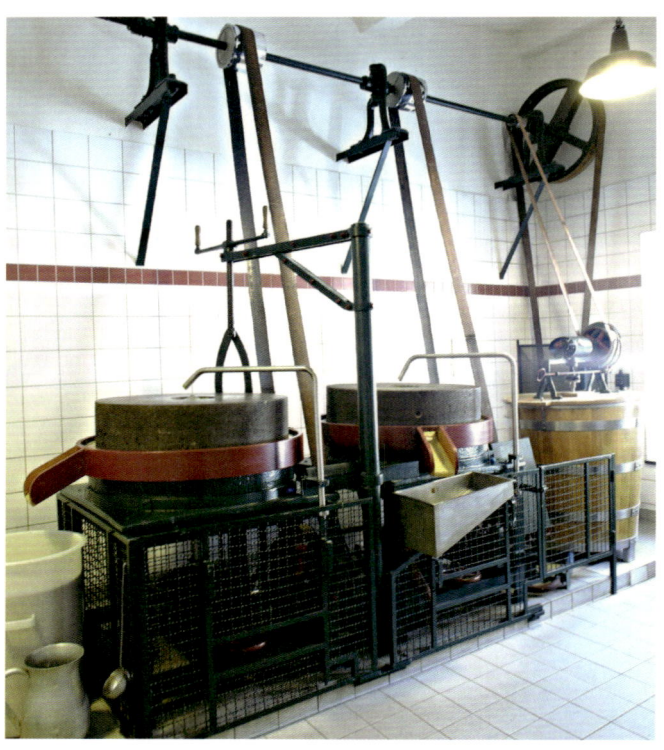

Hier mahlen noch die uralten Mühlräder aus Basaltlavastein die Senfkörner.

Während der Senf, den wir heute im Supermarkt finden, industriell hergestellt wird, mahlen in Monschau noch immer die uralten Mühlräder aus Basaltlavastein die Senfkörner. Das Senfmehl wird mit Essig, Salz und Gewürzen im Maischebottich verrührt. Anschließend folgen zwei Mahlvorgänge, bei denen die ätherischen Öle freigesetzt werden.

Mehr als 20 verschiedener Senfvariationen werden heute in Monschau hergestellt, daneben gibt es hochprozentigen Senfgeist und für die äußerliche Heilanwendung Senf-Massageöl.

Zu den zahlreichen Senf-Variationen zählen auch Biersenf und Johannisbeersenf, Badesalz mit Senf und Massageöl.

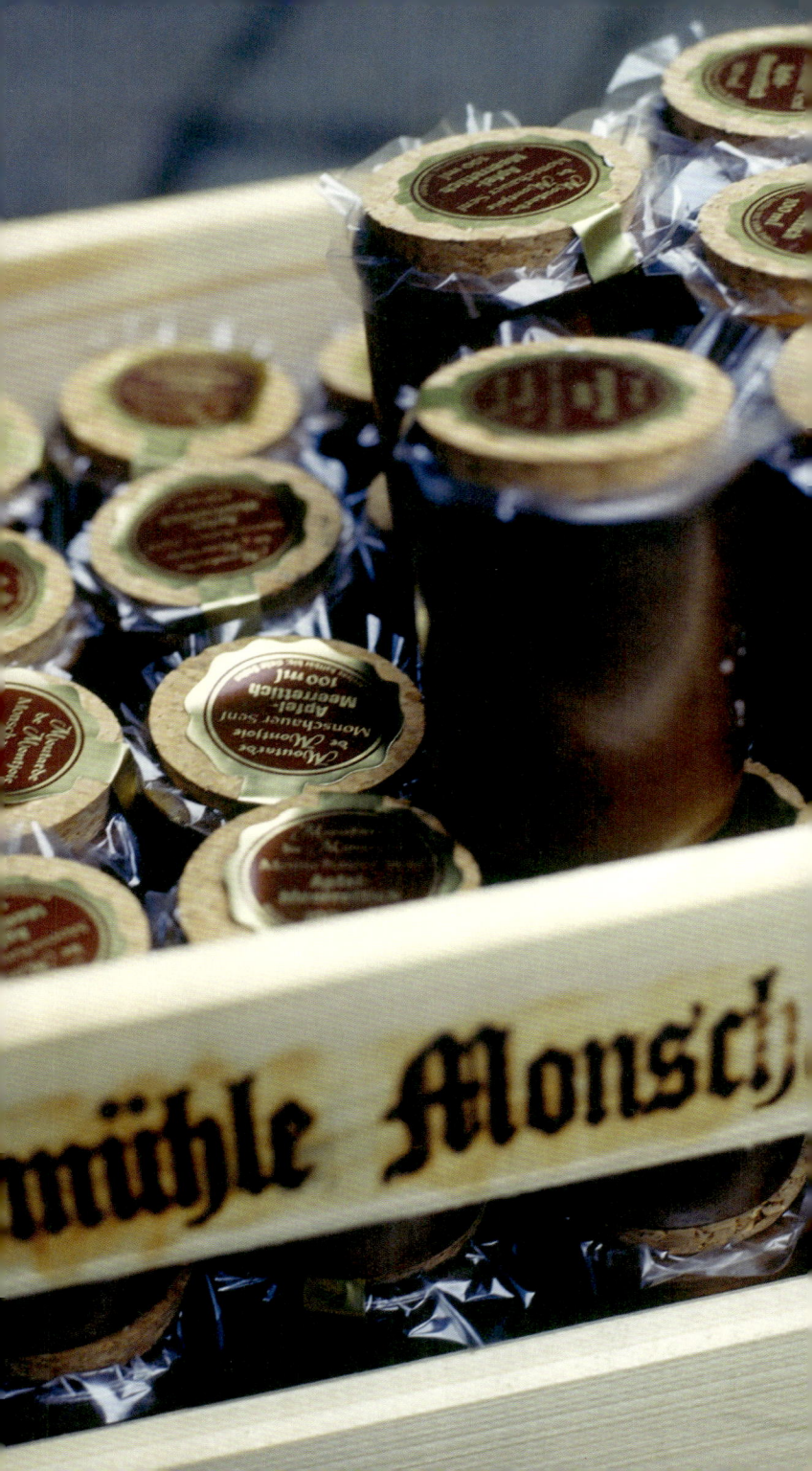

Monsenate de Montsie
be Monschauer Senf
Apfel-
Meerrettich
100 ml

mühle Monsch

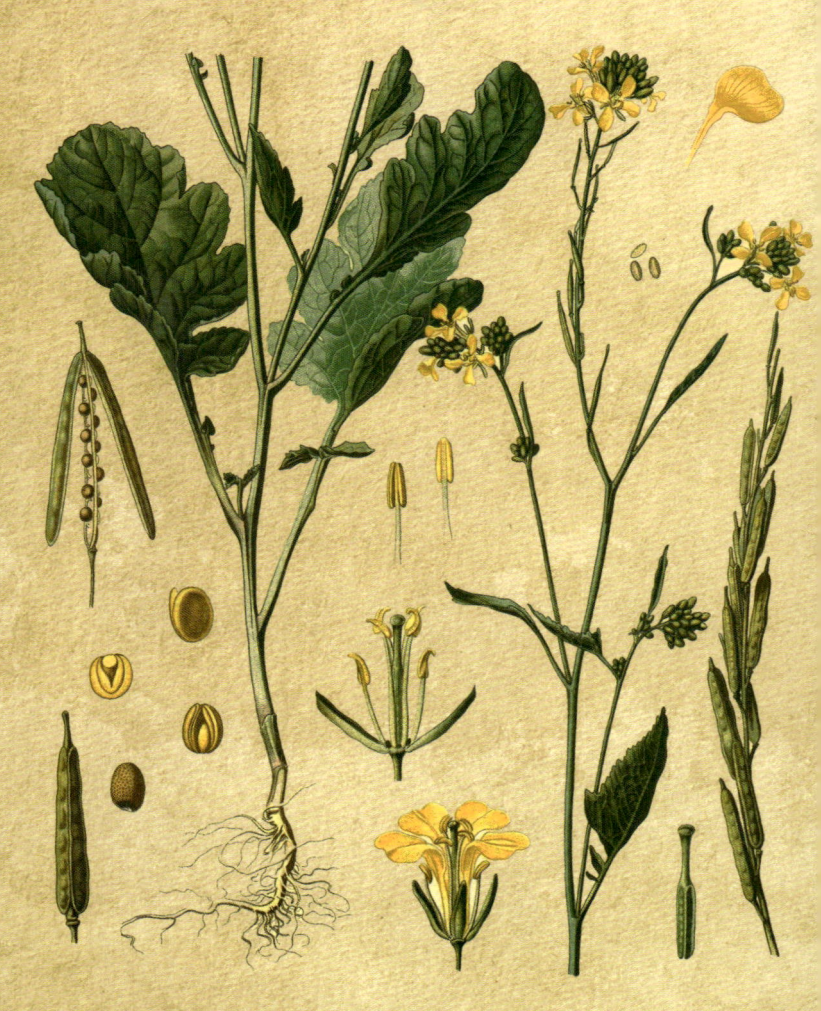

Schwarzer Senf
Brassica nigra

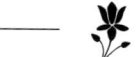

Senf kennen wir heute vor allem als allgegenwärtiges Würzmittel in der Küche. Doch die eigentlich aus südlichen Gefilden stammende Senfpflanze, wurde schon in der Antike auch als Heilpflanze geschätzt und genutzt. Der hier vorgestellte Schwarze Senf wird vor allem zur Herstellung sehr scharfer Senfsorten verwendet. In der Küche kommt Senf gleichzeitig als Würze und zur Verdauungsförderung zum Einsatz. Die fettige Bratwurst schmeckt mit Senf also nicht nur besser, sie wird auch leichter verdaut.

Die Kraft des Senfs liegt in seinem Samen. Wichtigster Inhaltsstoff der Senfsamen ist das Senfölglykosid Sinigrin, das beim Zermahlen der Körner gelöst wird. Damit schützt sich die Pflanze vor Fressfeinden. Weitere Inhaltsstoffe sind Senföle, Vitamin C und Zink.

In Indien verwendet man auch Blätter und Stängel der Pflanze als Gemüse.

Schwarzer Senf wirkt durchblutungsfördernd, hautreizend, antibakteriell, fungizid, krampflösend, schmerzstillend, schweißtreibend, appetitanregend, schleimlösend, verdauungsfördernd.

Man vermutet, dass der Verzehr von scharfem Senf vorbeugend gegen Krebs wirken kann. Studien legen die Vermutung nahe, dass Senf die beim Grillen von Fleisch entstandenen, krebserregenden Schadstoffe neutralisieren kann.

INHALTSSTOFFE: Senföl Sinigrin, ätherische Öle, Glykoside, Schleimstoffe, Histidin

VERWENDBARE PFLANZENTEILE: Samen, Kraut

ANWENDUNGSGEBIETE: Kopfschmerzen, Blähungen, Verstopfungen, Bronchitis und andere Erkrankungen der Atemwege, Rheuma, Erkältungen, Muskelbeschwerden, Athrose

Rezepte

Schwarzer Senf
Brassica nigra

SENFMEHLUMSCHLAG BEI BRONCHITIS, REIZHUSTEN UND GELENKSCHMERZEN:

Einen Teelöffel gemahlenen Senfsamens mit sehr wenig Wasser verrühren, bis eine zähe Masse entsteht. Diese Masse auf ein Baumwolltuch geben und glatt streichen. Das Tuch mit der Stoffseite (nicht mit der Senfseite!) auf die betroffenen Gelenke, Brust oder Rücken legen. Achtung, es wird sehr schnell sehr heiß! Nur so lange auf der Haut belassen, wie es noch angenehm ist, sonst drohen Verbrennungen. Besonders bei Kindern ist Vorsicht geboten. Der Senfmehlumschlag ist ein gutes wärmendes und durch die Senfölglykoside auch antibiotisch wirkendes Heilmittel.

BLÄTTCHEN UND BLÜTEN DER SENFPFLANZE ALS SALAT UND GEMÜSEBEIMENGUNG, UM DURCH DIE SENFÖLGLYKOSIDE ANTIBAKTERIELL AUF BAKTERIEN IN DARM UND BLASE ZU WIRKEN:

Jeden Tag als Prophylaxe 3-5 kleinere Blättchen im Salat beimengen oder mitkochen. Die Verwendung von Senfpaste, die aus den Samen hergestellt wurde, wirkt ähnlich antibakteriell sowie magenstärkend. Der schwarze Senf wirkt dabei stärker als der weiße Senf, noch etwas schwächer wirkt wiederum der Ackersenf.

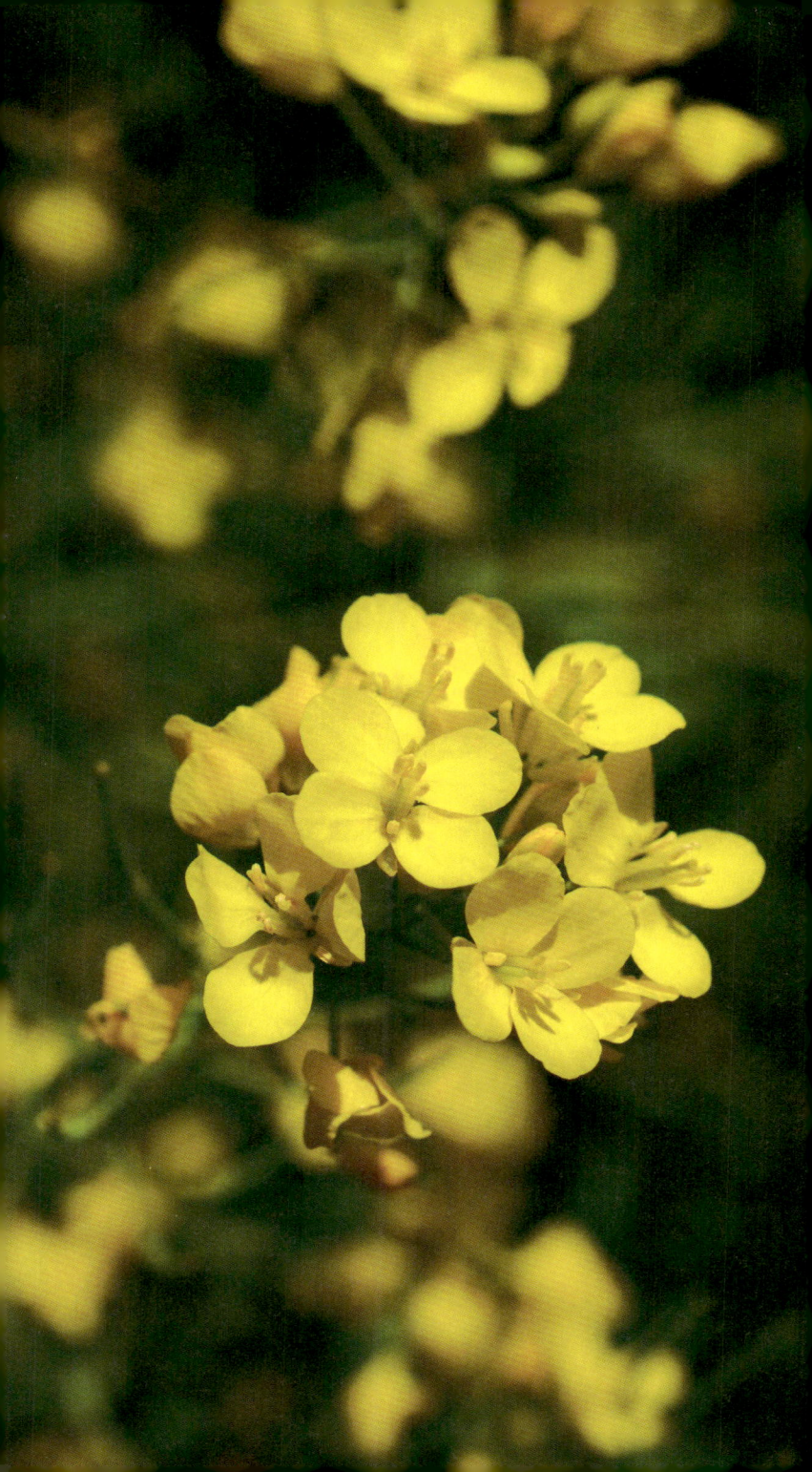

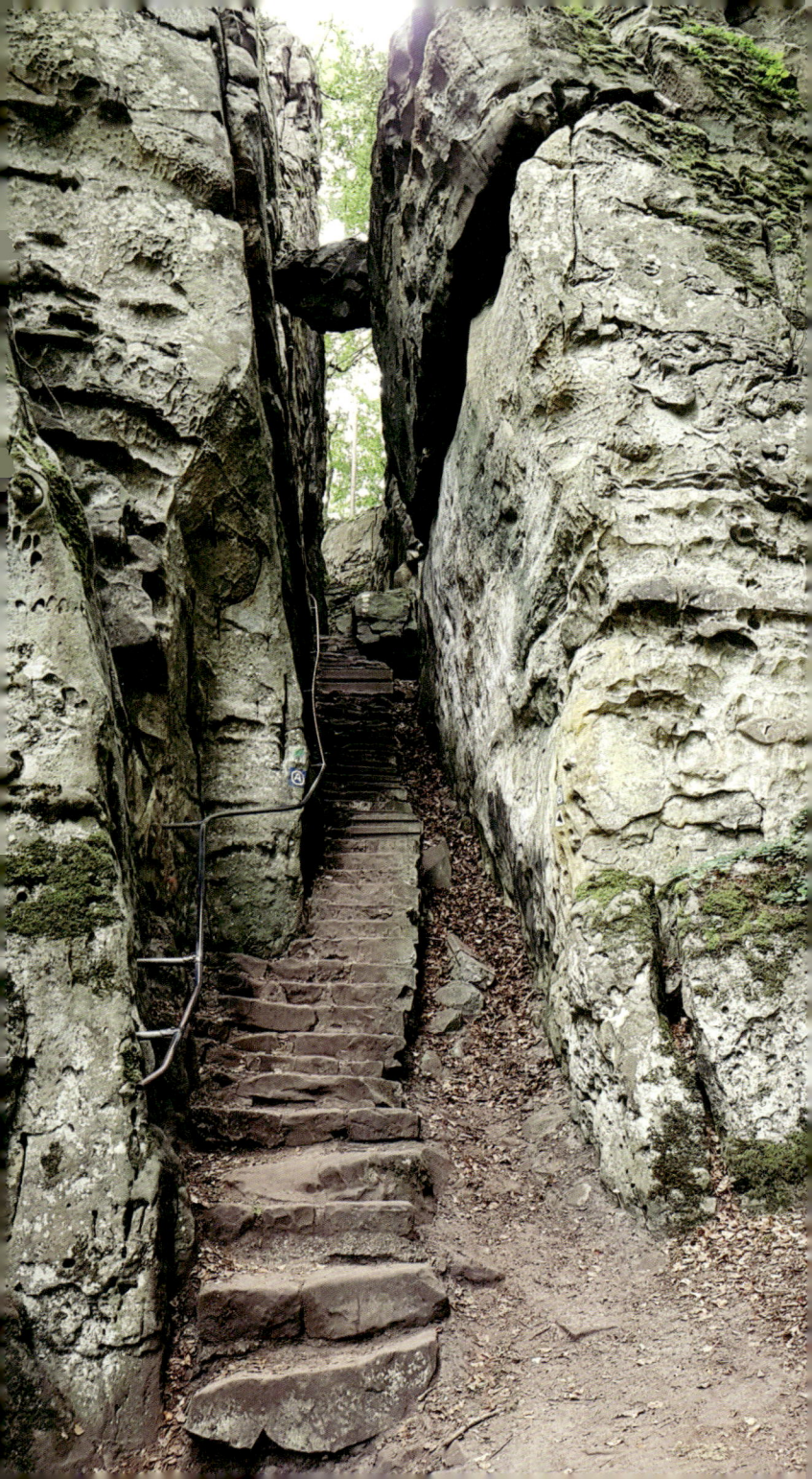

»Hier kann man noch ganz intensiv die Natur für sich alleine erleben!«

Die Botanikerin Monika Gramse über ihre Wildkräuterwerkstatt

Monika Gramse ist Geobotanikerin und Wildkräuter-pädagogin und betreibt beim Naturparkzentrum Teufelsschlucht (bei Irrel) ihre Wildkräuterwerkstatt. Dort veranstaltet sie Bestimmungskurse, Kräuterführungen, Kochkurse, Fortbildungen für Lehrer und Erzieher sowie spezielle Programme für Schulklassen. Gesunde Ernährung ist dabei ebenso Thema wie Sinnesschulung und botanisches Wissen. Mehr erfahren Sie unter wildkräuterwelten.de.

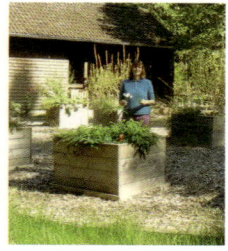

Wie kamen Sie auf die Idee, eine Wildkräuterwerkstatt zu gründen?
Ich hatte schon lange die Idee im Hinterkopf, einen eigenen Wildkräuter-nutzgarten anzulegen. Irgendwann wurden die Wiesen hier im Naturparkzentrum Teufelsschlucht umgebrochen und entweder in völlig überdüngte Weiden oder in Rapsfelder umgewandelt. Dadurch wurde es dort richtig schwierig, überhaupt noch Kräuter zu finden.

Dann habe ich mir einfach gesagt, wenn ich keine Kräuter finde, dann muss ich sie eben selbst anpflanzen. Damals gab es dort eine geschotterte Fläche – da kam mir die Idee der Hochbeete. Damit habe ich nicht das Problem mit der Konkurrenz der Pflanzen untereinander. Manche Kräuter sind ja konkurrenzstark, der Giersch zum Beispiel. So habe ich pro Hochbeet nur eine bis maximal drei Pflanzen.

Die Teufelsschlucht im Naturpark Südeifel.

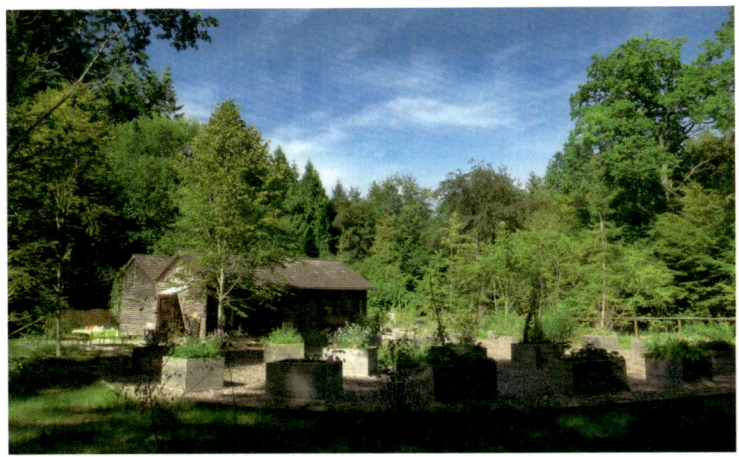
Die Wildkräuterwerkstatt mit den Hochbeeten in Welschbillig.

Die meisten Kräuter sind ausdauernd, das heißt man muss sie nicht jedes Jahr neu aussäen.

Als nach drei Jahren die Pflanzen dann alle richtig eingewachsen waren, war es wirklich so, dass nur noch wenig Pflegearbeit anfiel.

Ein Nachteil von Hochbeeten ist allerdings, dass sie ziemlich warm werden und damit ein Eldorado für Ameisen bieten. Die Ameisen pflegen dann ihre Läuse, und das muss man im Blick behalten. Das Beste ist wirklich, die Läuse mit der Hand zu zerquetschen. Die Information, dass dieser Standort nicht gut für Läuse ist, wird vermutlich weitergegeben. So wandern dann die Läuse ins nächste Beet und wenn sie alle Beete negativ getestet haben, hat man schließlich Ruhe.

Bietet die Eifel eine besondere Flora und Atmosphäre? Wie würden Sie die Natur der Eifel charakterisieren?
Es ist eine Kombination aus wunderschönen Buchenwäldern, vielen Wiesen (hier kann man noch artenreiche, nicht überdüngte Wiesen finden!) und Weiden – und wenigen Feldern. Das heißt, die Landschaft ist noch nicht so ausgeräumt und, zumindest für deutsche Verhältnisse, relativ dünn besiedelt. Ich kann hier den ganzen Tag wandern und mir begegnen vielleicht zwei Menschen unterwegs. Wenn man sich nicht gerade auf den Hauptwegen bewegt, kann man hier vollkommen alleine sein und einfach noch ganz intensiv die Natur erleben. Man hat wunderschöne weite Blicke, verträumte Täler und Bäche, die noch Bäche sein dürfen.

Wie würden Sie ihre Philosophie beschreiben?
Nur was ich kenne, das nehme ich wahr. Nur was ich wahrnehme, kann mich erfreuen. Was mich erfreut, das lerne ich lieben. Und was ich liebe, das möchte ich beschützen.

Ich erkläre den Teilnehmern immer: Es gibt Pflanzen mit Heilwirkungen, es gibt Pflanzen zum Essen, und dann gibt es Pflanzen aus der Kategorie »schön«. Dann fangen immer alle an zu lachen. Darauf erwidere ich, schön ist genauso wichtig wie ein medizinischer Aspekt! Denn schön heißt, das Herz zu erfreuen. Und das Herz zu erfreuen ist ganz wichtig für die Psyche, ist ganz wichtig für mein Wohlbefinden.

Das große Problem ist, dass wir uns komplett von uns selbst entfernt haben. Es ist eine sehr erholsame Erfahrung, mal wieder zu lernen, ganz alleine in aller Ruhe durch die Natur zu laufen, und die Natur über alle unsere Sinne wahrzunehmen.

Welchen Vorteil bietet die Naturheilkunde gegenüber der Medizin mit ihren industriell hergestellten Arzneimitteln?
Neben den eigentlichen Wirkstoffen ist ganz wichtig, was die Pflanze noch an weiteren Inhaltsstoffen bietet: Sekundäre Pflanzenstoffe, von denen ganz viele noch gar nicht richtig untersucht sind, und eine unglaubliche Vielfalt an Vitaminen und Mineralstoffen. In diesem Verbund muss man die Wirkung der Pflanzen sehen. Die Wirkung ist so viel größer, als wenn ich einen einzelnen Stoff isoliere. Daher hat die Naturmedizin gegenüber der »isolierten« Medizin einen ungeheuren Vorteil!

Welche Heilpflanzen verwenden Sie bevorzugt?
Einen Tee aus Schafgarbe, Thymian und Pfefferminze mache ich immer, wenn jemandem schlecht ist. Blasenentzündungen meiner Tochter habe ich wunderbar mit Birken-, Goldruten- und Ackerschachtelhalmblättern ohne Schulmedizin in den Griff bekommen. Ich hatte mir auch mal eine Vergiftung zugezogen. Plötzlich konnte ich Pflanzen essen, die sind eigentlich sehr, sehr bitter sind, die Blätter der Wegwarte zum Beispiel (eine wunderbare Pflanze zur Entgiftung), aber weil das mein Körper gerade brauchte, empfand ich sie als gar nicht bitter. Man muss einfach ein Gespür für sich selber entwickeln. So wie man nach einer Bergwanderung plötzlich Lust auf Salz hat, weil man vorher unheimlich geschwitzt hat. Der Körper sucht sich schon das, was er braucht.

Wie haben es oft verlernt auf uns zu hören, das geht auch nicht im Stress und Lärm des Alltags, sondern viel leichter auf einsamen Spaziergängen durch die wunderschöne Eifel!

Der Heilpflanzengarten Herba Sana

Im belgischen Teil des Hohen Venns, nur ein Steinwurf von der Grenze, liegt ein wahres Heilpflanzenparadies. In dem kleinen Städtchen Bütgenbach, 15 km von Monschau entfernt hat das belgische Pharma-Unternehmen Ortis auf einer Fläche von 8000 m² den größten Heilpflanzengarten Europas angelegt: Herba Sana.

Insgesamt 140 Heilpflanzen wachsen in dem großen, begärtnerten Teil. Daneben gibt es einen Wildwuchsbereich mit rund 80 regional heimischen Wildpflanzen, der nur ein-, zweimal im Jahr gärtnerisch von »Eindringlingen« bereinigt wird. Dort kann man mehr über die spezielle Flora des Hohen Venns erfahren.

Einzigartig am Garten ist nicht nur der Umfang, sondern auch die didaktische Gliederung. Die Pflanzen sind nach Anwendungsgebieten angeordnet. So gibt es jeweils einzelne Bereiche zu den Themen Entschlackung, Kreislaufsystem, Verdauung, Nervensystem, Bewegungsapparat, Atmungsorgane, Urogenitalsystem und Immunsystem. Für das sinnliche Erleben gibt es außerdem jeweils einen Garten der Farben, des Fühlens, der Düfte und des Geschmacks. Im Bienengarten findet man bevorzugte Futterpflanzen von Bienen und anderen bestäubenden Insekten. Schließlich gibt es noch die Bereiche »Paradies« und »Hölle«. Die »Hölle« bevölkern Giftpflanzen, während im »Paradies« Pflanzen mit aphrodisierender Wirkung gedeihen.

Die Informationstafeln zu jeder einzelnen Pflanze sind mit leicht erkennbaren Symbolen zu den wichtigsten Anwendungsgebieten, zum Gefährdungsstatus und zu den verwendbaren Pflanzenbestandteilen ausgestattet. Bei einem Garten mit 140 Pflanzen wären umfangreichere Texttafeln für den Besucher vermutlich doch etwas ermüdend zu lesen, so ist man durchaus dankbar für die knappe und leicht verständliche Beschilderung.

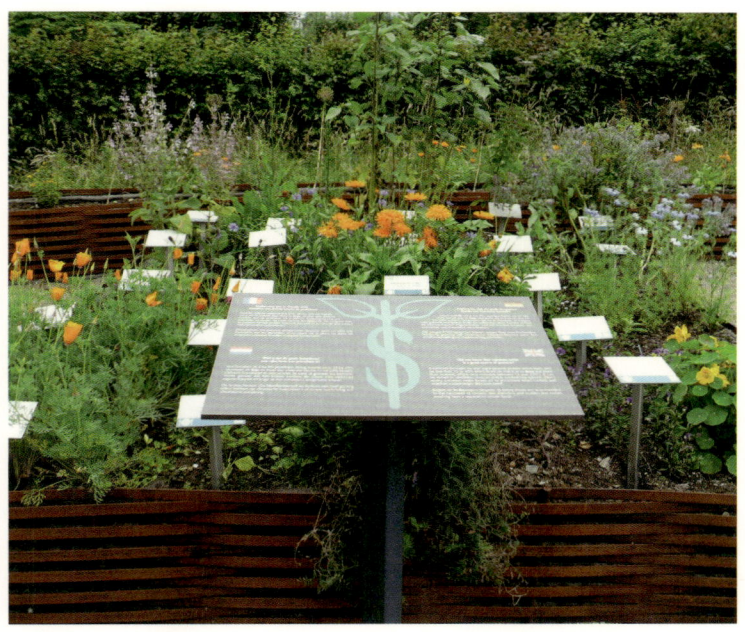

Im didaktisch angelegten Garten Herba Sana kann man vieles über die Anwendung von Heilpflanzen erfahren.

Wer außerdem Anregungen für den eigenen Kräutergarten zu Hause sucht, findet sie hier ganz sicher. Dafür gibt es nämlich einen kleinen Modellgarten mit 25 Heilpflanzen für die Hausapotheke.

Geöffnet ist der Park in den Sommermonaten von Anfang Juni bis Ende September täglich von 9 bis 21 Uhr. Hunde dürfen nicht mitgebracht werden. Der Eintritt kostet 2 Euro pro Person (man sollte 2-Euro-Münzen bereithalten, weil die Ticketautomaten nur diese akzeptieren). Der Park ist nicht barrierefrei. Während die Homepage herba-sana.be bislang nur auf Niederländisch und Französisch gehalten ist, sind vor Ort alle Informationstafeln auch auf Deutsch gefasst und für angemeldete Gruppen wird auch eine deutschsprachige Führung angeboten.

Wer so inspiriert ist, dass er sich gleich mit Jungpflanzen für den heimischen Kräutergarten ausstatten möchte, kann das zwar nicht im Park selbst tun, doch kaum 10 Minuten von Bütgenbach entfernt in Waimes (frz. Weismes) findet man den Gärtnereibetrieb Paul Lemaire, der auch Herba Sana ausstattet.

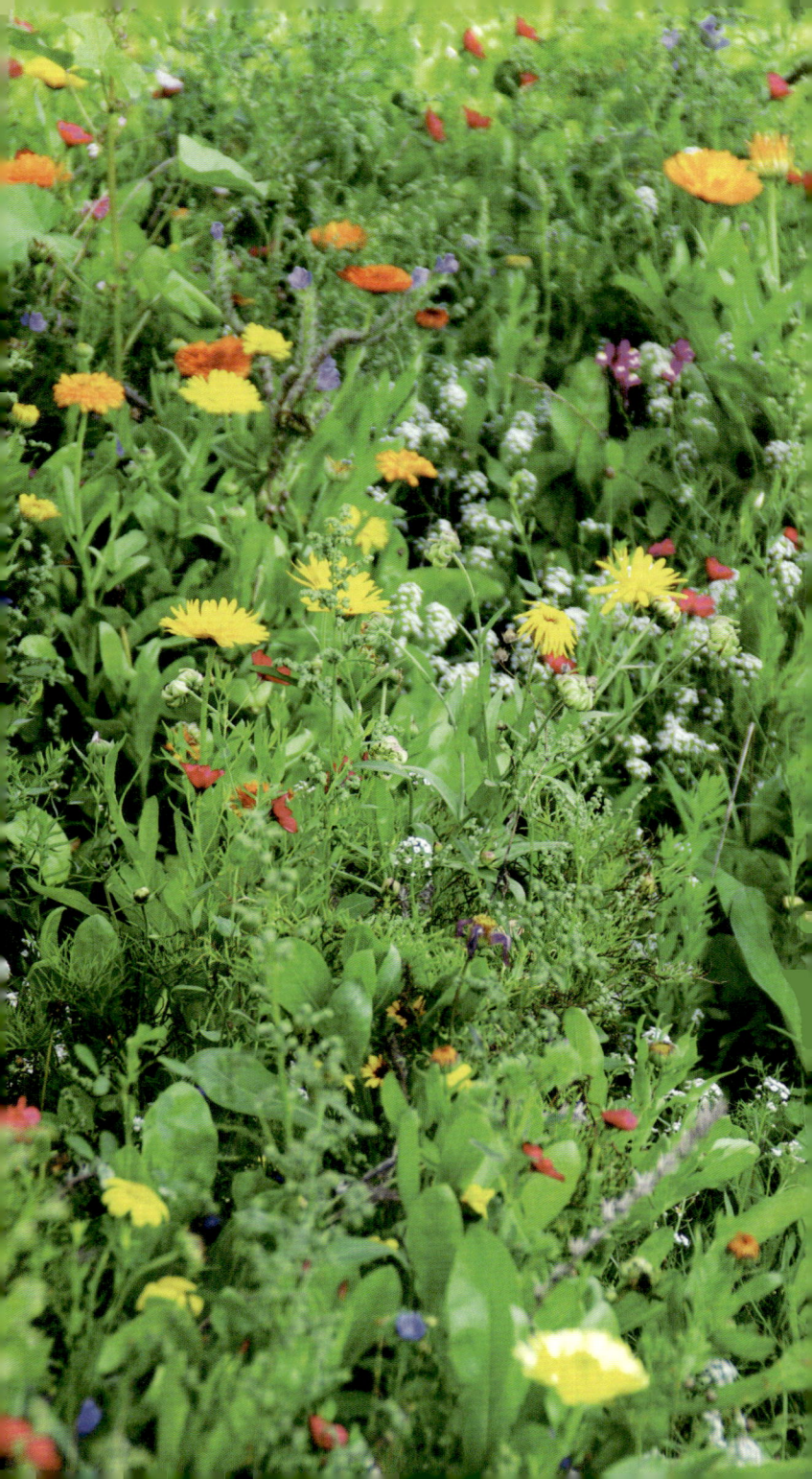

Über das Sammeln von Heilpflanzen

DAS WICHTIGSTE ZUERST

Es geht nicht nur um den Ertrag. Es geht um die Natur. Wenn Sie losgehen, um Wildkräuter zu sammeln, dann gilt auch das bekannte Sprichwort: Der Weg ist das Ziel. Machen Sie sich bewusst, dass Sie sich in der Natur aufhalten und genießen Sie es! Auch wenn Sie vielleicht zunächst keinen »Ertrag« mit nach Hause nehmen können – der Aufenthalt in und die Beschäftigung mit der Natur sind eine Bereicherung. Die Natur wirkt auf unseren Organismus und auf unsere Psyche entspannend und erholend.

DIE HEILWIRKUNG DES WALDSPAZIERGANGS

Wälder sind magische Orte der Ruhe. Ihre Wirkung auf unser Wohlbefinden ist so unmittelbar, dass wir gar nichts tun müssen, außer uns der Wirkung des Waldes bewusst auszusetzen. Die Japaner haben dafür den Begriff Shinrin-yoku geprägt. »Shinrin-yoku« lässt sich mit »Waldbaden« übersetzen, meint also einen Aufenthalt im Wald, bei dem die Sinne offen sind für die Wirkung der Natur. Und klingt »Waldbaden« nicht viel einladender, genussvoller und sinnlicher als »Spaziergang«? Das bewusste Einatmen der feucht-kühlen Waldluft mit ihren stimulierenden Aromen von Moosen und Harzen, das Aufsaugen der meditativen Ruhe. Aber es ist eben nicht einfach »nur« ein Spaziergang. Nicht ohne Grund ist Shinrin-yoku in Japan und Südkorea schon lange ganz offiziell als Therapieform anerkannt. Was uns als moderne Bürger einer Industrienation unweigerlich stutzig macht, ist die verblüffende Einfachheit. Einfach nur im Wald sein, mehr nicht?

Wiesen gehören zu den Lebensräumen mit
der höchsten Biodiversität.

Um sich die Bedeutung bewusst zu machen, sollte man einfach einen Waldspaziergang mit einem Stadtspaziergang vergleichen. Beides sind entspannende, mitunter inspirierende Tätigkeiten. Doch ein Stadtspaziergang wird mit hoher Wahrscheinlichkeit immer ein ambivalentes Vergnügen sein – das Risiko, etwa soziale Stresssituationen zu erleben ist hoch, ebenso die Belastung mit Lärm und Staub. Trockene, schmutzige Stadtluft tut unserer Gesundheit nicht gut, ganz im Gegenteil. Egal wie sehr wir den Stadtbummel vielleicht geistig genießen mögen, der körperliche und seelische Genuss bleibt aus. Unser Immunsystem bleibt permanent im Stressmodus.

Ganz anders im Wald. Mild-feuchte Luft, gedämpftes Licht, weicher Boden, harmonische, warme und beruhigende Farben (Grün, Braun), friedliche Stille ringsherum – diese Umgebung ist geradezu paradiesisch für unseren Körper und unsere Seele. Es ist nachgewiesen, dass Aufenthalte im Wald die Konzentration des Stresshormons Cortisol reduzieren, den Puls regulieren und den Blutdruck senken können. Wir atmen leichter, da die Waldluft nicht nur sauberer ist, sondern auch voller Phytonzide. Das sind antibiotisch wirksame Stoffe, die Pflanzen an die Luft abgeben. Japanische Studien legen den Schluss nahe, dass die hohe Konzentration von Phytonziden in der Waldluft unser Immunsystem stimulieren kann – mit dem Effekt, dass die sogenannten Killerzellen unseres Immunsystems ihre Aktivität steigern. Killerzellen greifen schädliche Elemente wie Krebszellen an und neutralisieren sie.

LICHT, LUFT UND FARBEN: DIE BLUMENWIESE

Nicht nur Wälder sind Orte der Entspannung. Auch Blumenwiesen gehören zu den wichtigsten, wertvollsten Biotopen der Natur. Sie bieten unzähligen Insekten und Wirbeltieren Lebensraum und Nahrung. Während im Wald gedämpftes Licht vorherrscht, sind Wiesen Orte von Helligkeit und Farbigkeit. Auf Wiesen finden Sie die höchste Biodiversität, die unsere heimische Natur bietet. Machen Sie sich die üppige Vielfalt der Lebensformen, die hier zu finden sind, bewusst.

Genießen Sie also die wohltuende, heilsame Wirkung, die ein Aufenthalt in der Natur haben kann.

WIE SAMMELT MAN RICHTIG?

Bevor Sie anfangen zu sammeln, lernen Sie Pflanzen zu bestimmen. Das erfordert Zeit und Geduld. Nur wenn man einigermaßen erfahren im Identifizieren von Pflanzen ist, kann man gefahrlos selbst sam-

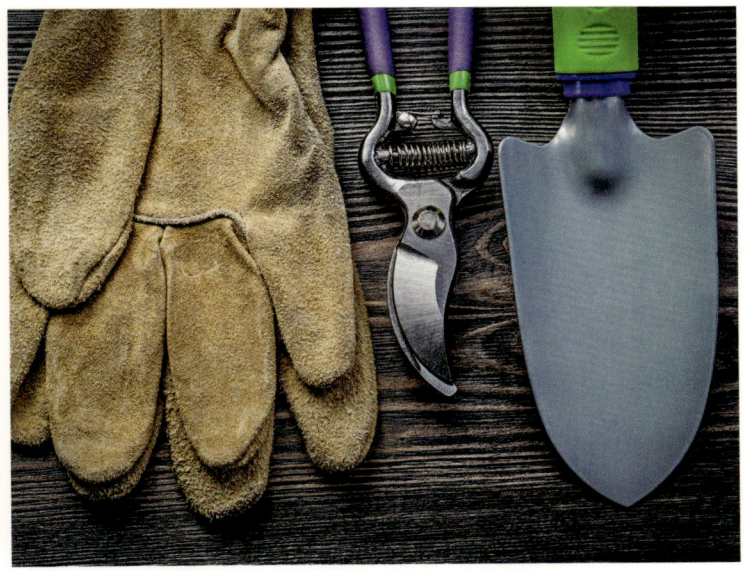

Pflanzenschere und Handschuhe gehören zur Grundausrüstung.

meln. Solange Sie unsicher sind, sollten Sie sich genügend Zeit zum Lernen und Üben geben. Schließen Sie sich anderen Kräuterwanderern an, machen Sie eine oder besser mehrere Kräuterführungen mit. Fangen Sie mit einer Pflanze an, deren Merkmale Sie sich genau einprägen. Am besten, Sie nehmen immer ein Bestimmungsbuch mit.

WELCHE AUSRÜSTUNG BENÖTIGT MAN?

Zur Ausrüstung gehören schützende Handschuhe und eine Gartenschere. So können Sie gezielt und schonend genau die Teile abschneiden, die Sie benötigen. Rupfen oder Reißen würde die Pflanze zu sehr beschädigen. Für den Transport eignen sich Körbe oder große Stoffbeutel.

WANN SAMMELT MAN AM BESTEN?

Der ideale Zeitpunkt hängt davon ab, was man sammeln möchte, ob Kraut, Blüte oder Frucht. Am günstigsten sind die Voraussetzungen bei gemäßigten Temperaturen und mäßig trockenem Klima. Nicht zu früh morgens, wenn die Pflanze oft noch feucht ist, und auch nicht zu spät nachmittags, wenn die Sonne am stärksten ist. An Regentagen sollte man nicht sammeln.

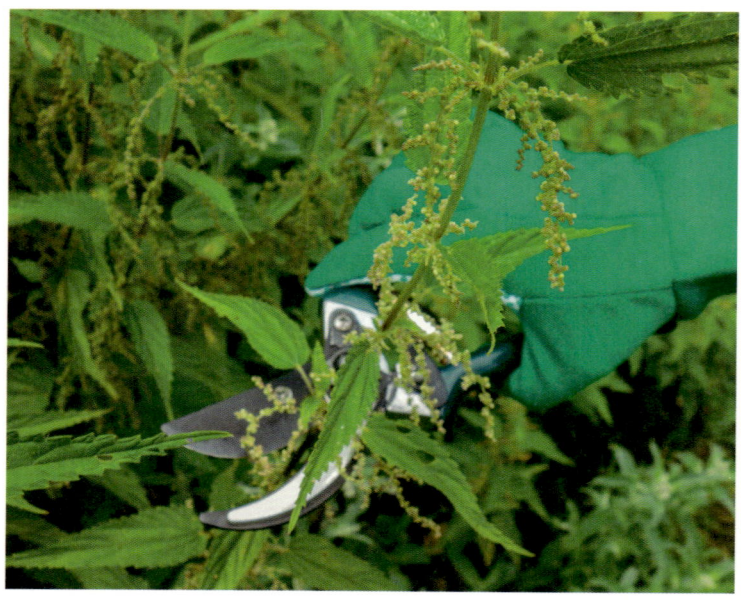

Bei der Ernte sollte man behutsam vorgehen, um die Pflanze nicht zu schwächen.

WIE SAMMELT MAN SCHONEND?

Wenn eine Wildpflanze »geerntet« werden soll, gilt es, möglichst darauf zu achten, dass sie nachwachsen kann. Also nie mehr als ein Drittel der Pflanze entnehmen. Das ist besonders bei solchen Pflanzen einfach, bei denen man die oberirdischen Teile verwendet. Bei den Arten, bei denen man es auf Wurzel oder Rhizom abgesehen hat, ist oft der Gang in die Apotheke oder ins Kräuterhaus die bessere Lösung. Zum schonenden Teilen eines Wurzelstockes braucht man eine gewisse gärtnerische Erfahrung.

Ernten Sie also immer so, dass die Pflanze überlebensfähig bleibt. Immer beachten: Die Pflanze muss sich regenerieren können. Keinesfalls sollte man gleich mehrere ganze Pflanzen ausreißen, sodass keine Vertreterin der Art am Ort zurückbleibt.

Sammeln Sie immer nur so viel, wie Sie sofort verbrauchen oder verarbeiten können. Je weniger, desto besser. Man sollte anschließend nicht erkennen können, dass gesammelt wurde. Dann freut sich auch der nächste Kräuterwanderer, der nach Ihnen kommt.

WO SAMMELT MAN AM BESTEN?

Grundsätzlich sollte man darauf achten, nicht in der Nähe stark befahrener Straßen zu sammeln, weil man sonst von einer hohen Schadstoffbelastung der Pflanzen ausgehen muss. Ränder von landwirtschaftlich genutzten Flächen wie Äckern bergen zudem die Gefahr, dass Pestizide und Düngemittel auch auf die angrenzende Vegetation gelangen. An Wegesrändern müssen Sie davon ausgehen, dass dort schon der eine oder andere Hund sein Geschäft verrichtet hat.

FUCHSBANDWURM

Der Fuchsbandwurm ist in Deutschland vor allem im Süden, in Bayern und Baden-Württemberg verbreitet. Er kann durch den Verzehr von verschmutzten Waldbeeren, Pilzen oder Pflanzen übertragen werden und schwere gesundheitliche Schäden verursachen. Allerdings erfolgen die meisten Übertragungen durch den direkten Kontakt mit Haustieren wie Hunden und Katzen, die Eier der Parasiten in ihrem Fell tragen können. Gründliches Waschen der wild gesammelten Pflanzen, Früchte und Pilze kann das Übertragungsrisiko minimieren, bietet aber keine Garantie. Der Nachteil des Waschens ist allerdings, dass Wildpflanzen anschließend schnell anfangen zu schimmeln. Wenn Sie die Pflanzen sofort verbrauchen, z.B. im Salat, ist das natürlich kein Problem. Kochen tötet die Eier des Bandwurms ebenso ab wie das Trocknen.

NATURSCHUTZ

Viele Pflanzen stehen unter Naturschutz und dürfen nicht gepflückt werden. Der Status ist von Bundesland zu Bundesland unterschiedlich. In Naturschutzgebieten darf überhaupt nichts gepflückt werden.

RESPEKT VOR DER NATUR: VIELE PFLANZEN SIND GIFTIG

Für den Umgang mit Pflanzen gilt immer: Unterschätzen Sie nie, wie giftig viele Pflanzen sind. Oft gilt der Paracelsus-Satz, dass die Dosis das Gift macht. Bei vielen Pflanzen und pflanzlichen Wirkstoffen kehrt sich ihr nützlicher Charakter um ins Gesundheitsschädliche, wenn man eine bestimmte Dosis oder Konzentration überschreitet.

Daneben gibt es auch in unseren Breiten zahlreiche Arten, die schon in geringen Dosen hochgiftig wirken. Denken Sie an den Fingerhut oder den (nicht als Heilpflanze genutzten) Eisenhut, der

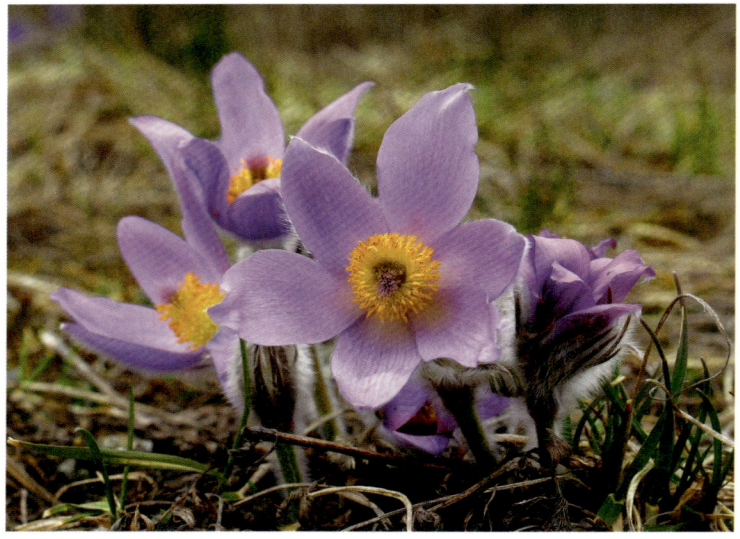

Zahlreiche Heilpflanzen sind hochgiftig, wie zum Beispiel die Küchenschelle.

als giftigste Pflanze Europas gilt. Schon der Verzehr weniger Blätter kann tödlich wirken. Alle Teile der Pflanze sind giftig. Alleine der bloße Hautkontakt kann, auch ohne Verletzungen, Vergiftungserscheinungen hervorrufen. Ähnlich gefährlich ist die Herkulesstaude (Riesen-Bärenklau), die durch bloße Berührung Verbrennungen auf der Haut verursachen kann.

AUCH HEIL- UND NUTZPFLANZEN KÖNNEN GIFTIG SEIN

Nicht jede Heilpflanze eignet sich fürs Selbersammeln. Huflattich zum Beispiel ist als Wildpflanze potenziell krebserregend. Nur die in Apotheken erhältlichen Zuchtformen sind unbedenklich. Manche Pflanzen sind nur in Teilen giftig, deshalb ist es sehr wichtig, präzise zu sammeln. Jede Pflanzenart muss eigens betrachtet und beurteilt werden.

Selbst viele Nutzpflanzen sind im unreifen Zustand ungenießbar bis giftig, zum Beispiel Nachtschattengewächse wie Tomaten oder Kartoffeln. Erst durch Reifung (Tomate) oder durch das längere Erhitzen (Kartoffel) werden sie genießbar. Wir kämen mit gutem Grund nie auf die Idee, eine grüne Tomate oder rohe Kartoffel zu verzehren.

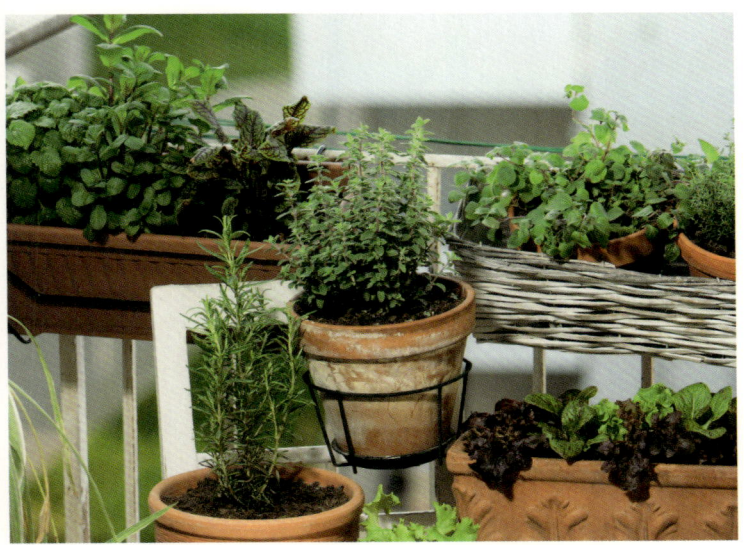

Auch Balkone und Fensterbänke können zum Ziehen von Wildkräutern genutzt werden.

SAMMELN SIE NUR, WAS SIE BESTIMMEN KÖNNEN

Sammeln Sie nie, wenn Sie sich unsicher sind! Überprüfen Sie Ihre Funde zu Hause sicherheitshalber noch mal – die Google-Bildersuche mit dem lateinischen Pflanzennamen kann sehr hilfreich sein. Solange Sie sich nicht hundertprozentig sicher sind, sollten Sie die Pflanze in ihrer natürlichen Umgebung kennenlernen und dann im Kräuterhaus oder in der Apotheke kaufen.

WERDEN SIE GÄRTNER – DIE BIENEN, HUMMELN UND SCHMETTERLINGE WERDEN ES IHNEN DANKEN

Wenn Sie einen Balkon oder Garten haben – nutzen Sie ihn, um selbst Heilpflanzen anzupflanzen. So bekommen Sie allmählich ein Gefühl für die Pflanze und werden sicherer im Erkennen. Ganz nebenbei unterstützen Sie damit die Umwelt. Viele Heilpflanzen sind sogenannte Bienenweiden, das heißt sie sind wichtige Futterpflanzen für Bienen und andere Fluginsekten. Die Bienen, Hummeln und Schmetterlinge werden es Ihnen danken! Hier sind besonders die Bewohner von Städten gefragt, wo Insekten oft zu wenige nektarspendende Pflanzen finden, um überleben zu können. Mit dem eigenen Anbau trägt man außerdem zum Erhalt der Arten bei.

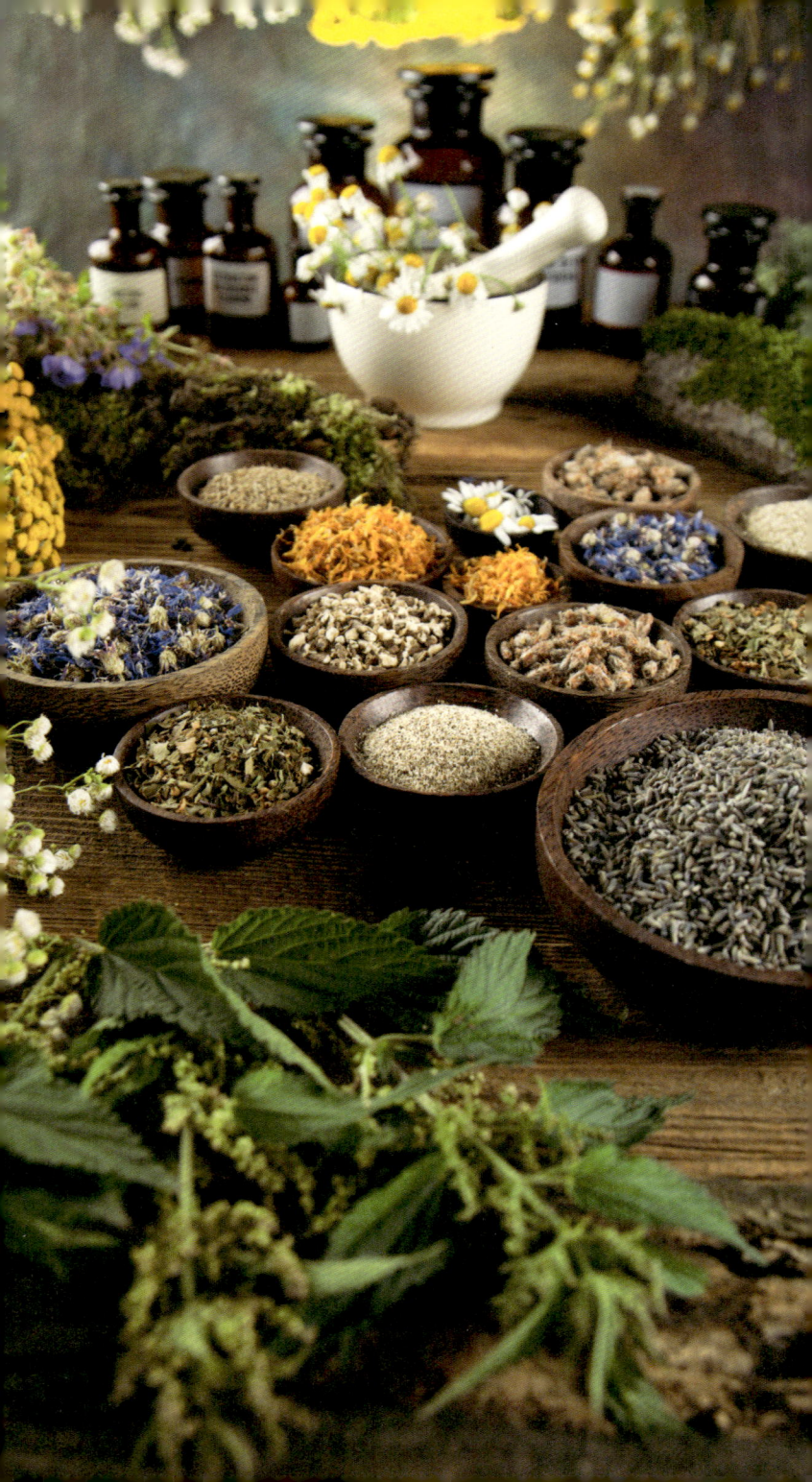

Die wichtigsten Anwendungen

FÜR ALLE ANWENDUNGEN UND ZUBEREITUNGSARTEN GILT
Licht und Luft zerstören viele wertvolle Inhaltsstoffe, deshalb sollten Zubereitungen immer in braunen Glasgefäßen aufbewahrt werden. Braunglas filtert schädliche UV-Strahlung. Die Gefäße sollten mit einer Beschriftung und einer Datumsangabe versehen werden.

TROCKNEN

Zum Trocknen frischer Pflanzen benötigen Sie einen warmen, schattigen und gut durchlüfteten Raum. Die Luft darf nicht feucht sein. Sonnenlicht schadet den wertvollen Inhaltsstoffen. Je nachdem, welche Pflanzenteile verwendet werden sollen, müssen diese vor der Trocknung abgetrennt werden. Sie können die Pflanzen in lockeren Bündeln kopfüber aufhängen oder sie auf trockenen Tüchern ausbreiten. Dort sollten sie regelmäßig umgedreht werden, damit keine feuchten Stellen verbleiben. Wenn Sie große Mengen trocknen möchten, können Sie ein Wäschegestell nutzen und darüber entweder ein feinmaschiges Netz oder ein großes Tuch ausbreiten. Alle Pflanzenteile sollten nebeneinender, nicht aufeinander liegen.

TEE

Der Begriff »Tee«, eigentlich die Bezeichnung für die Pflanze Camellia sinensis, hat sich eingebürgert für alle tee-artigen Zubereitungen, bei denen Planzenteile mit heißem bis kochendem Wasser überbrüht werden. Der Aufguss muss in der Regel im zugedeckten Gefäß eine Weile »ziehen«.

Ein Aufguss mit kochendem Wasser hat viele Vorteile: Er ist schnell und einfach zuzubereiten, und kochendes Wasser tötet Keime ab, die sich eventuell auf den Pflanzenteilen befinden. Dennoch trinkt man ihn nur frisch zubereitet. Oft trägt die Wärme des Getränks zur Heilwirkung bei, etwa bei Erkältungskrankheiten. Für Teeaufgüsse lassen sich mehrere Pflanzen, die sich in der Wirkung verstärken oder ergänzen, einfach kombinieren.

Manchmal müssen die Pflanzenteile auch längere Zeit gekocht werden, bis sich die gewünschten Inhaltsstoffe lösen. Dies ist meist bei Baumrinden der Fall.

MAZERAT

Der Kaltwasserauszug ist sinnvoll, wenn es darum geht, Schleimstoffe aus der Pflanze zu lösen. Dafür wird die Pflanze mehrere Stunden im kalten Wasser belassen. Der Nachteil ist, dass die Lösung nicht keimfrei ist. Das Mazerat ist nicht haltbar und sollte immer nur frisch zubereitet getrunken werden.

TINKTUR

Für die Tinktur werden die Pflanzenbestandteile eine Zeit lang in hochprozentigem Alkohol eingelegt und anschließend wieder herausgefiltert. Die Ziehdauer kann Tage, sogar Wochen betragen. Meist mischt man Pflanzenanteile und Alkohol im Verhältnis 1:10. Zum Filtern kann man ein feinmaschiges Sieb oder einen Kaffeefilter verwenden.

Manche Inhaltsstoffe lösen sich in Alkohol einfacher als in Wasser. Der hohe Alkoholgehalt macht Tinkturen lange haltbar. Man kann sie zur Anwendung jeweils verdünnen.

Hochprozentige Getränke wie Schnaps oder Wodka sind für Tinkturen gut geeignet. Aufgrund des hohen Alkoholgehalts ist klar, dass von der Tinktur jeweils nur kleine Mengen, meist tropfenweise, eingenommen werden. Größere Mengen Alkohol würden den Körper belasten, was vor allem während einer Erkrankung unbedingt zu vermeiden ist. Für Alkoholiker und Menschen mit Leberfunktions-

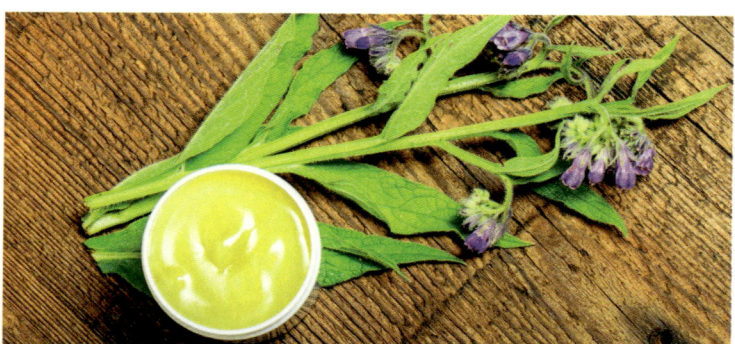

Eine Salbe aus Beinwell (Symphytum officinale) hilft bei Muskel- und Gelenkschmerzen.

störungen sind Tinkturen nicht geeignet. Wenn man der Alkohollösung große Mengen Zucker beigibt, erhält man einen Likör.

ÖL

Heilpflanzenöl kann man ähnlich wie eine Tinktur herstellen, nur dass hier nicht Alkohol, sondern Pflanzenöl die tragende Flüssigkeit ist. Dafür gibt man die getrockneten Pflanzenteile in ein Gefäß mit Pflanzenöl und lässt die Mischung mehrere Wochen ziehen. Dann sind die fettlöslichen Inhaltsstoffe der Pflanzenteile ins Öl übergegangen, und das fertige Öl kann abgefiltert werden. Öl ist mehrere Monate haltbar.

SALBE

Salben sind fettbasierte Zubereitungen, die äußerlich angewendet werden. Die Wirkstoffe dringen mit dem Fett über die Haut in den Körper ein. Am besten eignet sich pflanzliches Fett wie Sheabutter, Kakaobutter oder Pflanzenöl. Öl wird in Verbindung mit Bienenwachs dickflüssig und streichfähig. Man kann auch Schweineschmalz verwenden. Im Gegensatz zu mineralischen Fetten wie Vaseline bilden pflanzliche und tierische Fette keinen Film, der auf der Haut verbleibt (und zu Schutzzwecken erwünscht sein kann), sondern werden von der Haut aufgenommen.

Für die Herstellung einer Salbe erhitzt man das Fett mit den Pflanzenteilen vorsichtig und lässt die Mischung über längere Zeit erwärmt ziehen. Anschließend filtert man die Pflanzenrückstände (durch ein Tuch) heraus und fügt der warmen Mischung Bienenwachs hinzu. Das Wachs festigt die Salbe. Salben sind mehrere Monate haltbar.

AUFLAGE, KOMPRESSE

Diese Form der äußerlichen Anwendung kommt oft bei Muskel- oder Gelenkbeschwerden zum Einsatz. Auch Insektenstiche und Wunden können so behandelt werden. Dabei wird ein Püree aus sauberen Pflanzenteilen auf die betroffene Stelle aufgetragen und mit einem Tuch zugedeckt. Die Pflanzenwirkstoffe können auch in Kombination mit Wärme wirken. Dafür tränkt man Stoff mit der erwärmten Pflanzenzubereitung (Tee, Salbe) oder träufelt eine Tinktur auf ein Tuch, das vorher in warmes Wasser getaucht wurde. Dieses legt man auf die betroffene Stelle und lässt es einwirken, solange es warm ist. Für eine Kompresse umwickelt man diese straff mit Mullbinde und fixiert sie.

Die Pflanzen

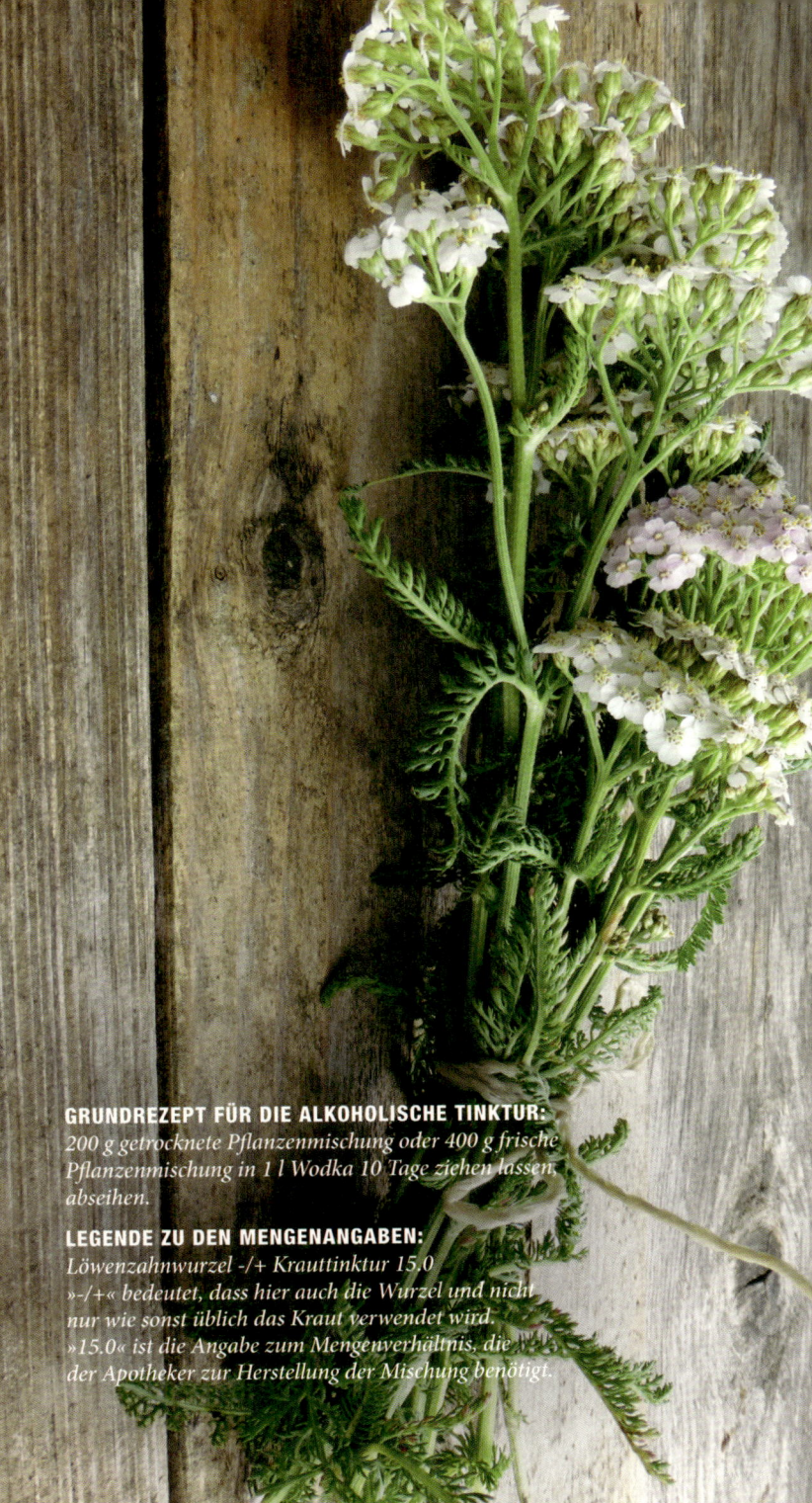

GRUNDREZEPT FÜR DIE ALKOHOLISCHE TINKTUR:

200 g getrocknete Pflanzenmischung oder 400 g frische
Pflanzenmischung in 1 l Wodka 10 Tage ziehen lassen,
abseihen.

LEGENDE ZU DEN MENGENANGABEN:

Löwenzahnwurzel -/+ Krauttinktur 15.0
»-/+« bedeutet, dass hier auch die Wurzel und nicht
nur wie sonst üblich das Kraut verwendet wird.
»15.0« ist die Angabe zum Mengenverhältnis, die
der Apotheker zur Herstellung der Mischung benötigt.

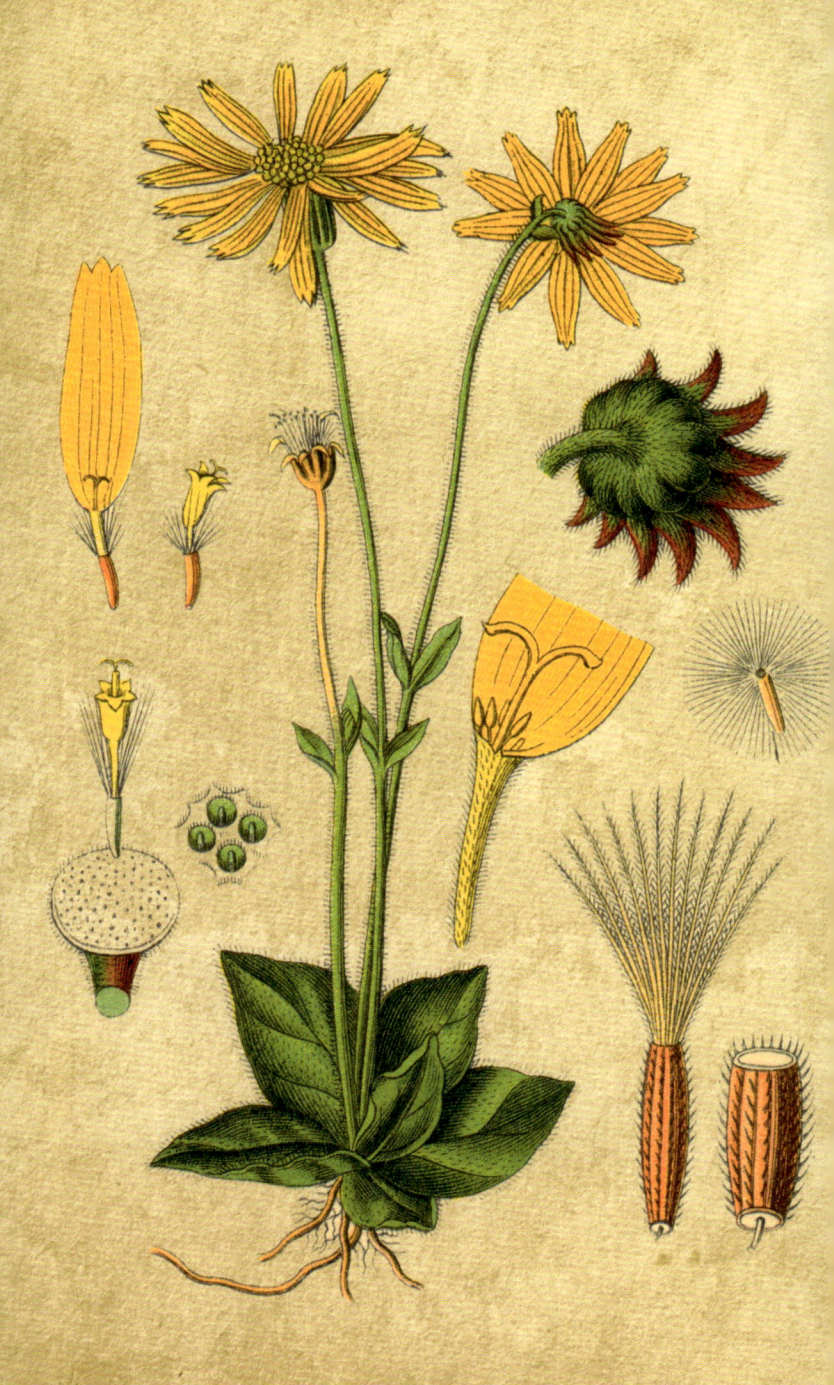

Arnika

Arnica montana

Die leuchtend gelb blühende Arnika ist nur in höheren Lagen zu finden, und dort auch nur noch selten. Sie wird bis zu 60 cm hoch und verströmt einen angenehmen Duft. Sie steht unter Naturschutz. Für medizinische Zwecke wird sie kultiviert.

Hauptwirkstoffe der Arnika sind die Sesquiterpene (Helenalin), diese sind allerdings sowohl für die erwünschten wie auch für die unerwünschten Wirkungen verantwortlich. Zu Letzteren zählt bei innerer Anwendung eine toxische Wirkung, die auch durch das Trinken von Teezubereitungen in größeren Mengen herbeigeführt werden kann. An offenen Wunden kann Arnika Ekzeme verursachen. Deshalb darf Arnika nur äußerlich und nicht bei offenen Wunden angewendet werden. Von den im Handel verfügbaren Arnika-haltigen Teemischungen ist abzuraten.

In der äußerlichen Anwendung wirkt Arnika antimikrobiell, schmerzlindernd und entzündungshemmend. Sie ist eine gut wirksame Heilpflanze bei Zerrungen und Prellungen, Rheuma und nicht offenen Wunden. Sie ist oft Bestandteil sogenannter Sportsalben, die bei Muskelverletzungen verwendet werden. Auch bei Insektenstichen kann eine Arnika-Salbe helfen.

INHALTSSTOFFE: Helenalin, Flavonoide, ätherisches Öl, Kaffeesäure, Cumarine

VERWENDBARE PFLANZENTEILE: Blüten, Wurzel

ANWENDUNGSGEBIETE: Prellungen, Zerrungen, Rheuma, Insektenstiche

WARNHINWEIS: Alkoholische Auszüge der Arnika führen in größeren Dosen zu inneren Blutungen. Während der Schwangerschaft ist auch die Einnahme von Arnika in homöopathischen Potenzen unterhalb D6 kontraindiziert. Arnika ist nach Bundesartenschutzverordnung besonders geschützt und darf nicht gepflückt oder gesammelt werden.

Rezepte

Arnika
Arnica montana

**ESSENZ ZUR ÄUSSERLICHEN ANWENDUNG BEI QUETSCHUN-
GEN UND BLUTERGÜSSEN, SOWIE ZUM GURGELN BEI ENT-
ZÜNDUNGEN IM MUNDBEREICH (NICHT SCHLUCKEN!):**
25–30 frische Arnikablüten in eine Flasche geben und darüber
so viel Wodka geben, dass die Blüten vollständig mit Flüssigkeit
bedeckt sind. Drei Wochen an der Sonne ziehen lassen, abseihen.
Für die Umschläge im Verhältnis 1:3 mit Wasser verdünnen und
als Auflage verwenden.
10 Tropfen der Essenz auf 200 ml Wasser zum Gurgeln verdünnen, bitte wieder ausspucken!

MASSAGEÖL:
25–30 frische Arnikablüten in ein Glas geben, ca. 250 ml Olivenöl
dazugeben, sodass die Blüten vollständig bedeckt sind, 6 Wochen an der Sonne ziehen lassen, abseihen. Als Massageöl bei
Muskelverspannungen, Gicht, rheumatischen Erkrankungen und
Sehnenproblemen.

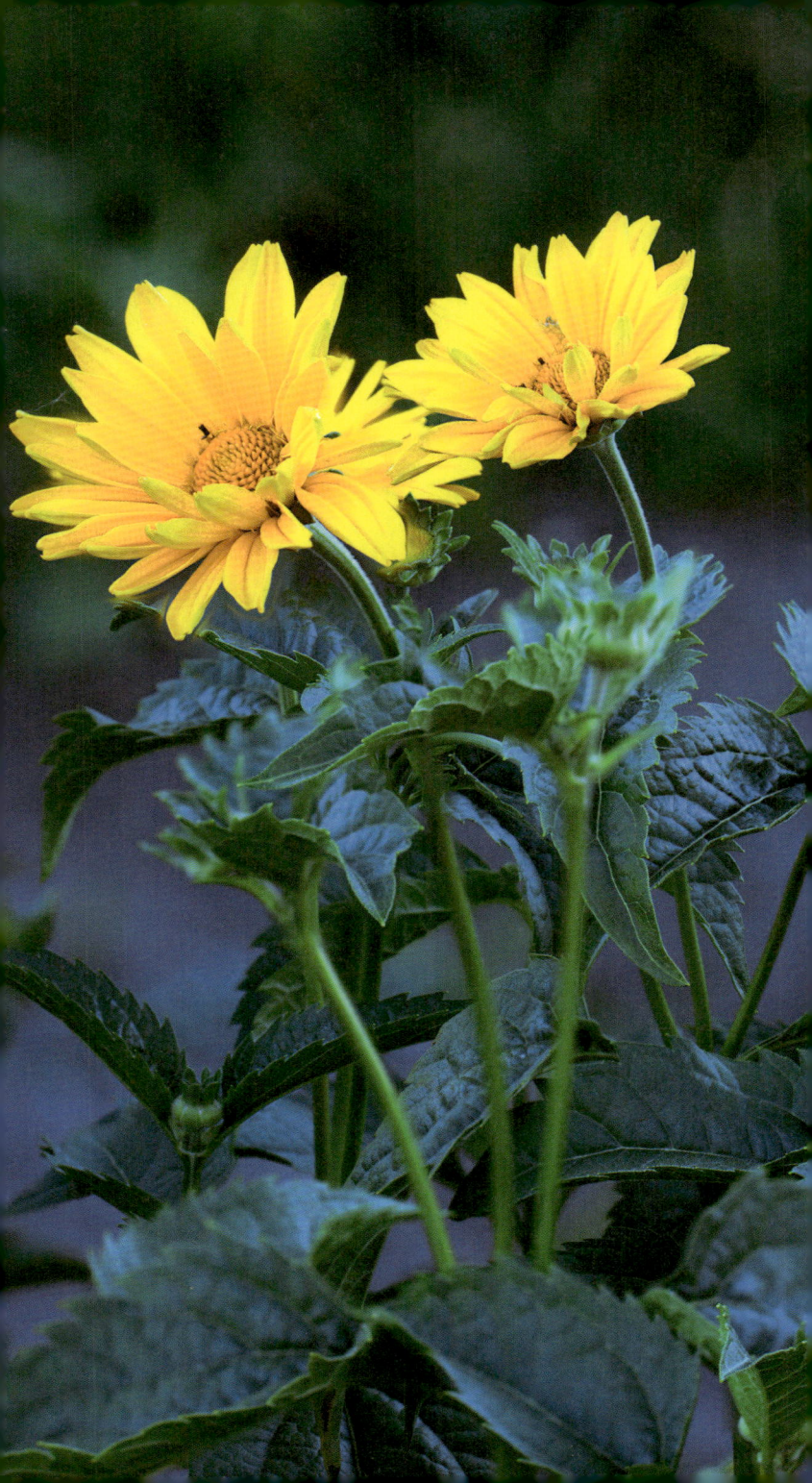

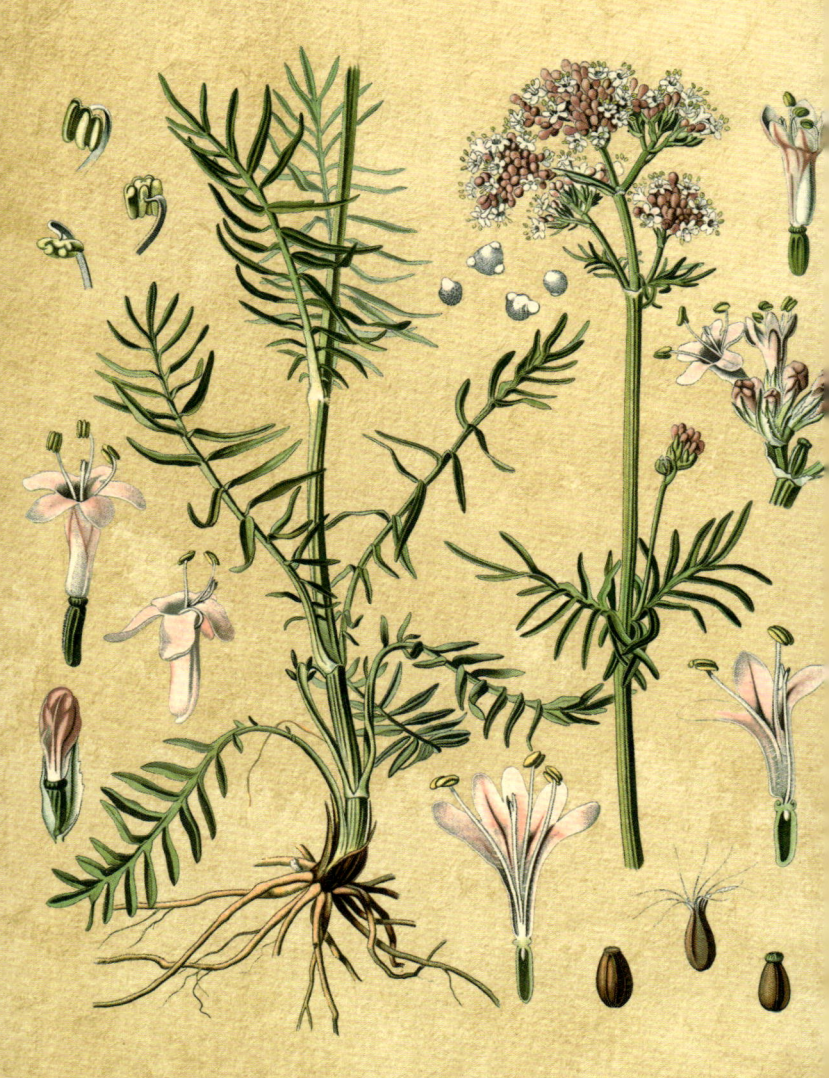

Baldrian

Valeriana officinalis

Baldrian wächst weit verbreitet auf Wiesen und an Waldrändern, er bevorzugt feuchte Standorte. Die zu den Geißblattgewächsen zählende Pflanze wird bis zu 2 m hoch und blüht duftend weiß bis rosafarben.

Als sanftes Beruhigungsmittel gehört er wohl zu den bekanntesten Heilpflanzen überhaupt. Häufig wird er zusammen mit Hopfen, Melisse und Johanniskraut verwendet.

Obwohl Baldrian schon seit der Antike als Heilpflanze verwendet wird – Hildegard von Bingen etwa empfahl ihn gegen Gicht –, hat man seine beruhigende, schlaffördernde Wirkung erst in der Neuzeit wirklich zu schätzen gelernt. Der deutsche Name geht vermutlich auf den germanischen Lichtgott Balder zurück. Auf Katzen übt Baldrian eine ähnlich anziehende Wirkung aus wie Katzenminze.

Die beruhigende Wirkung der Pflanze beruht auf einer Kombination aus ätherischen Ölen, Sesquiterpenen, Flavonoiden und anderen Stoffen. Er wirkt auch krampflösend.

Man verwendet die unterirdischen Teile der Pflanze, also die Wurzel und das Rhizom. Die Blüten lassen sich als Tee verwenden, ihre Wirkung ist allerdings geringer als die der Wurzel. Baldrianblüten passen gut zusammen mit Lavendel in ein Schlafkissen.

Bei Einschlafstörungen sollte man Baldrian rund eine Stunde vor dem Schlafengehen einnehmen.

INHALTSSTOFFE: Gerbstoffe, Glykoside, Alkaloide

VERWENDBARE PFLANZENTEILE: Wurzel, Rhizom

ANWENDUNGSGEBIETE: Schlafstörungen, Unruhezustände, Nervosität

Rezepte

Baldrian
Valeriana officinalis

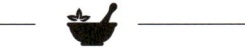

TINKTUR:

Tinktur: 160 g Baldrianwurzel und 10 g Kalmuswurzeln in 1 l
Wodka zehn Tage ziehen lassen, abseihen. Bei nervösen Magen-Darm-Beschwerden und Magenkrämpfen 10–20 Tropfen
einnehmen.

TINKTUR:

Allgemein zur Beruhigung: 20 g Baldrianwurzel mit 50 g frischen
Melissenblättern, 10 g Hopfenblüten und 10 g Lavendelblüten
in ein Glas geben, so viel Wodka dazugeben, dass alle Kräuter
gut bedeckt sind, 10 Tage ziehen lassen, abseihen und in dunkle
Flaschen füllen. 10–30 Tropfen pro Tag einnehmen.

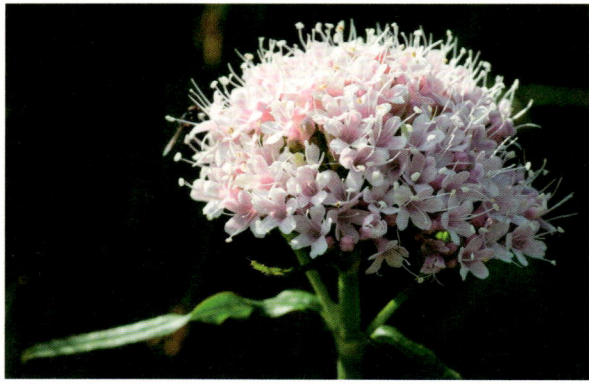

Die duftende Blüte des Echten Baldrian erscheint im Frühsommer.

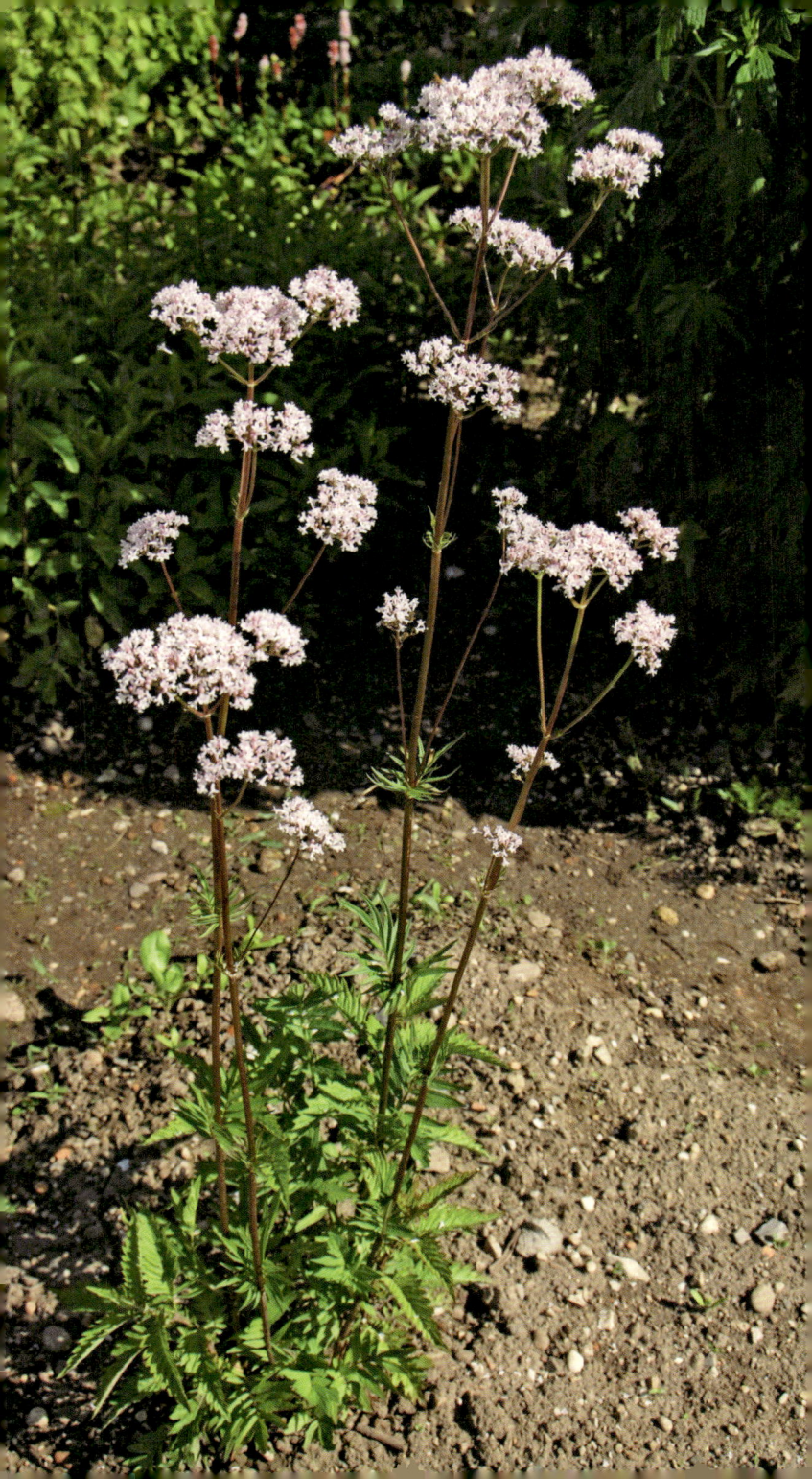

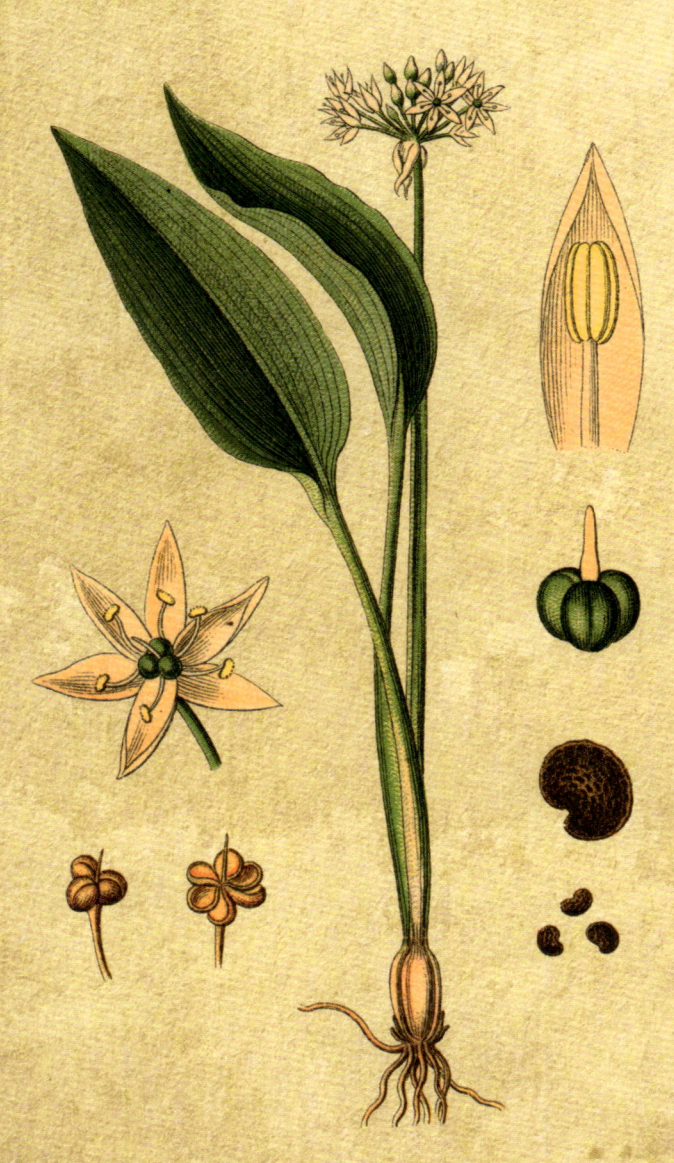

Bärlauch

Allium ursinum

Der Bärlauch ist auch als Wilder Knoblauch bekannt und gehört zu den Lauchgewächsen, er ist auch mit Schnittlauch, Küchenzwiebeln und dem als Gemüse bekannten Lauch verwandt.

Bärlauch wächst oft in ganzen Bärlauchwiesen in feuchten Wäldern. Er wird etwa 20 bis 40 cm hoch und bildet einen fast kugelförmigen Blütenstand. Die Pflanze riecht intensiv und knoblauchähnlich. Wenn sie nicht gerade blüht, ist sie leicht mit sehr giftigen Pflanzen wie Maiglöckchen, Weißwurz, Aronstab oder Herbstzeitlosen zu verwechseln. Zumal diese Giftpflanzen oft auch noch an denselben Standorten erscheinen. Deshalb ist es beim Sammeln extrem wichtig, auf den markanten Geruch zu achten. Wenn man die Blätter zwischen den Fingern verreibt, macht er sich bemerkbar.

Bärlauch zählt zu den ältesten Heilpflanzen, vermutlich haben ihn schon die Germanen geschätzt. Hildegard von Bingen empfahl, ihn gekocht zu essen. Karl der Große ließ ihn in seinen Gärten kultivieren. Die Inhaltsstoffe und Wirkung sind ähnlich wie beim Knoblauch.

Bärlauch wirkt schleimlösend, harntreibend, antibakteriell, verdauungsfördernd, regt die Produktion von Gallensäften an, verdünnt das Blut, bremst altersbedingte Gefäßveränderungen, senkt den Cholesterinspiegel und ist leicht blutdrucksenkend. Damit eignet er sich hervorragend als Mittel gegen gleich mehrere Zivilisationskrankheiten wie Hypertonie und Gefäßverkalkung.

In der Küche ist Bärlauch eine geschmacksintensive Zutat zum Salat oder zum Pesto.

INHALTSSTOFFE: Allicin, Flavonoide, ätherisches Öl, Mangan, Eisen, Adenosin

VERWENDBARE PFLANZENTEILE: Zwiebel, Blätter

ANWENDUNGSGEBIETE: Frühjahrsmüdigkeit, Bluthochdruck, hoher Cholesterinspiegel

Rezepte

Bärlauch
Allium ursinum

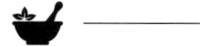

**BÄRLAUCHWEIN ZUR LINDERUNG DER ALTERSBESCHWER-
DEN WIE SCHWÄCHE DER GLIEDER UND AUCH BEI MAGEN-
PROBLEMEN:**

250 ml Weißwein werden mit einer Handvoll frischer Bärlauchblätter aufgekocht, die Mischung abseihen. In einem anderen Topf
250 ml Wasser mit 250 g Zucker aufkochen lassen, sobald sich der
Zucker nach dem Aufkochen aufgelöst hat, kann der Bärlauch-
weißwein dazugegeben werden. Pro Tag reicht ein Likörglas voll.

**BÄRLAUCHESSENZ AUS DEN FRISCHEN BLÄTTERN ZUR
UNTERSTÜTZUNG DER GESUNDEN ARTERIEN UND BEI
EISENMANGEL, SOWIE ALS FRÜHJAHRSKUR:**

2 Handvoll frische Bärlauchblätter werden grob klein geschnitten
und mit einer Mischung aus 1 l Wodka und 500 ml Wasser übergossen. Die Mischung 3 Wochen im Zimmer ziehen lassen und
danach abseihen. Pro Tag 1-3 Teelöffel davon trinken.

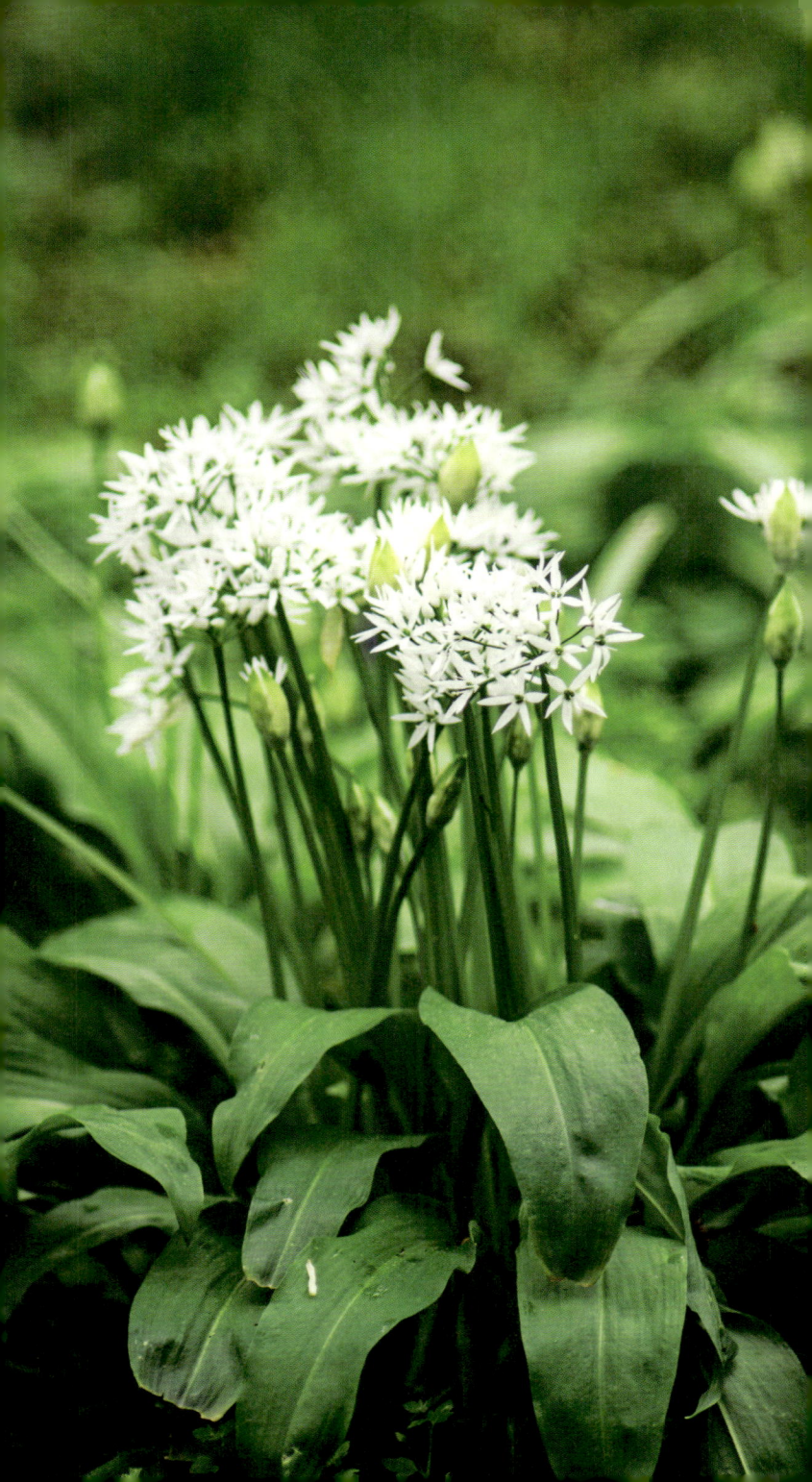

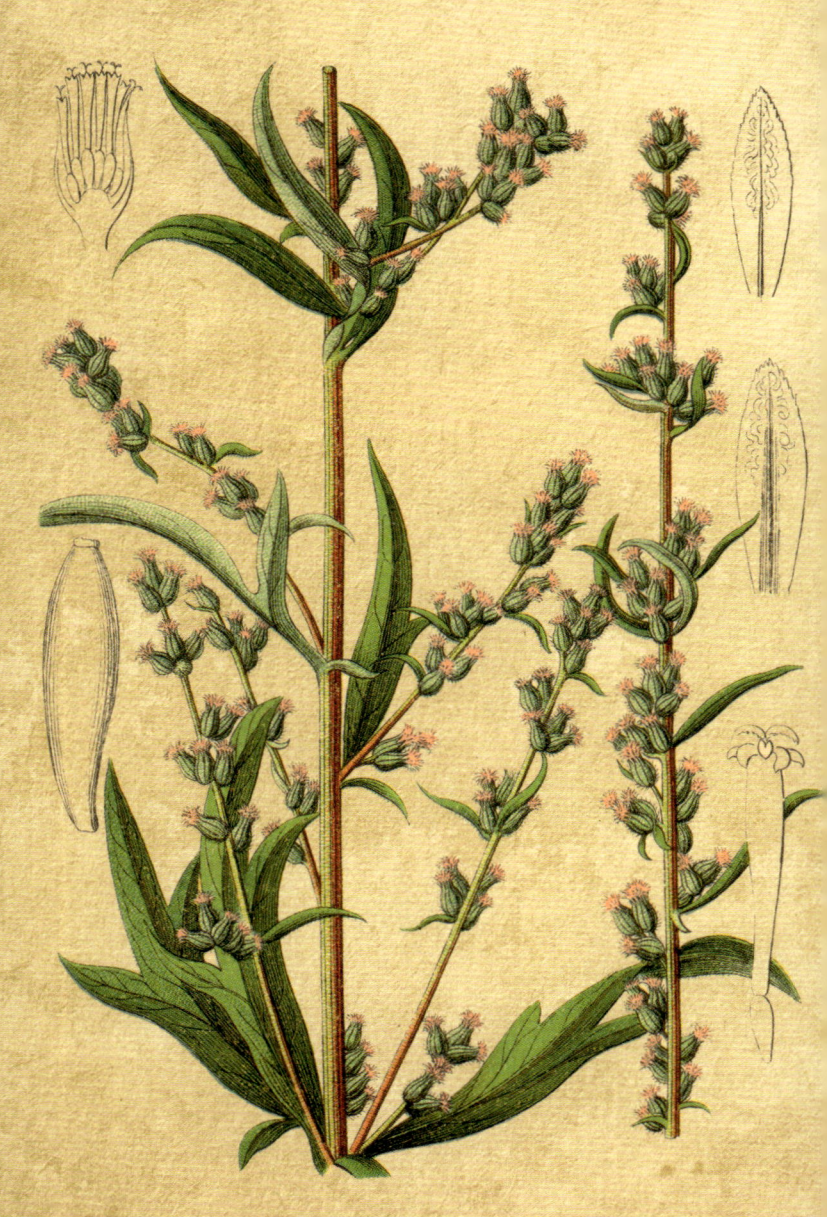

Beifuß

Artemisia vulgaris

Magische Kräfte wurden dem Beifuß zugeschrieben, der als Räuchermittel böse Geister von Haus und Stall abwehren sollte. Aber auch heute noch gehört Beifuß in den zur Kräuterweihe am 15. August gesegneten Kräuterstrauß.

Anspruchslos und unauffällig wächst der Beifuß gerne an trockenen, steinigen Weg- oder Straßenrändern, Böschungen und Bahndämmen. Bis zu 1,80 m hoch, sparrig verzweigt, mit zerschlitzten, unterseits graufilzigen Blättern, ist er für Heuschnupfen-Geplagte ein wahrer Alptraum, denn Beifuß entlässt zu seiner Blütezeit im Juni und Juli aus winzigen, unscheinbaren Blüten Abermillionen Pollen in den Wind. Die Blütenknospen hingegen werden traditionell Gänse- oder Schweinebraten als Gewürz zugegeben. Ihre Inhaltsstoffe, allen voran Bitterstoffe und ätherische Öle, regen die Sekretion von Magensaft und Gallenflüssigkeit an und machen die fettigen Gerichte somit leichter verdaulich. Zwar wird der berühmtere, aus dem östlichen Mittelmeergebiet stammende Wermut (Artemisia absinthium), häufiger arzneilich verwendet, da er einen wesentlich höheren Gehalt an Wirkstoffen hat. Dafür enthält Beifuß aber weniger des giftigen Thujons (enthalten vor allem in alkoholischen Auszügen) und ist wegen der milderen Bitterstoffe unter Umständen besser verträglich.

INHALTSSTOFFE: Bitterstoffe, ätherische Öle (u.a. Cineol und wenig Thujon), Gerbsäuren

VERWENDBARE PFLANZENTEILE: obere Triebspitzen, solange die Blüten noch knospig geschlossen sind als Gewürz, Tee oder alkoholischer Auszug in Kombination mit weiteren Kräutern, junge Blätter im Frühling als Gewürz

ANWENDUNGSGEBIETE: Tee bei verschiedenen Magen-Darm-Störungen, Galle- und Leberleiden

Rezepte

Beifuß
Artemisia vulgaris

TINKTUR BEI VÖLLEGEFÜHL IM MAGEN NACH DEM ESSEN UND BEI HÄUFIGEM AUFSTOSSEN:

Getrocknete 20 g Engelwurzwurzeln und 20 g frische Melissenblätter, 10 g getrockneten Beifuß und 20 g frische Erdbeerblätter der Wald- oder Monatserdbeeren vermischen und mit ca. 250 ml Wodka in einem Schraubglas übergießen. So viel Wodka dazugeben, dass alle Pflanzenteile gut bedeckt sind. Die Mischung 10 Tage ziehen lassen, abseihen. Bei Bedarf drei mal täglich vor den Mahlzeiten (!) 20 Tropfen einnehmen.

WUNDBEHANDLUNG ALS ERSTE-HILFE-MASSNAHME, WENN MAN SICH DRAUSSEN VERLETZT HAT:

Frische Beifußblätter werden solange zerrieben oder zerstoßen, bis der Pflanzensaft austritt, dieser wird sofort auf die frischen Wunden geträufelt. Dies wirkt antibakteriell und zusammenziehend auf die Wundränder.

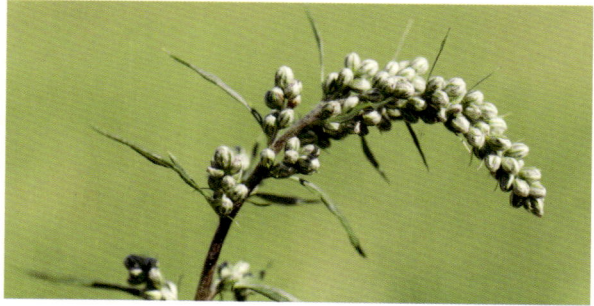

Beifußpollen können Heuschnupfen verursachen.

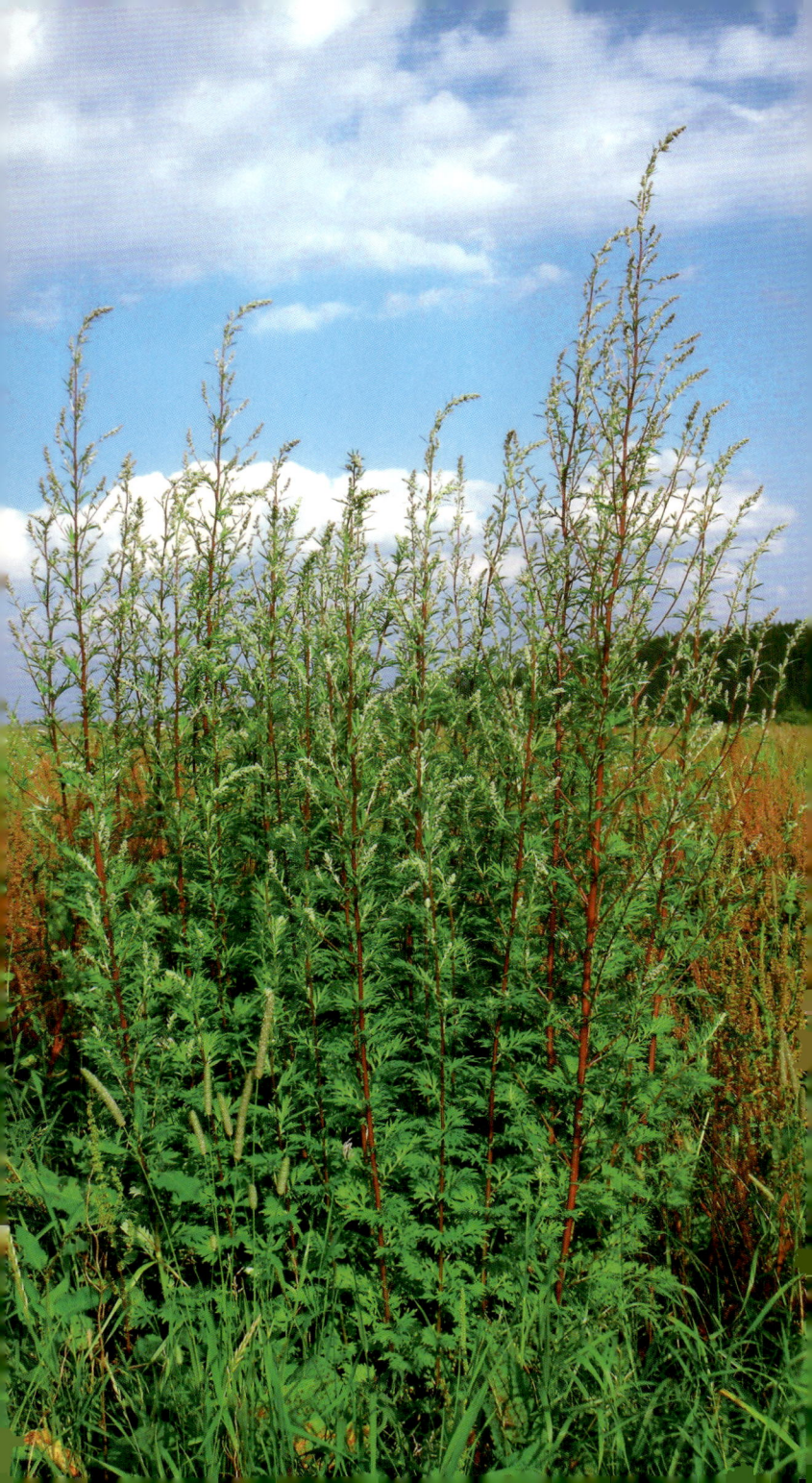

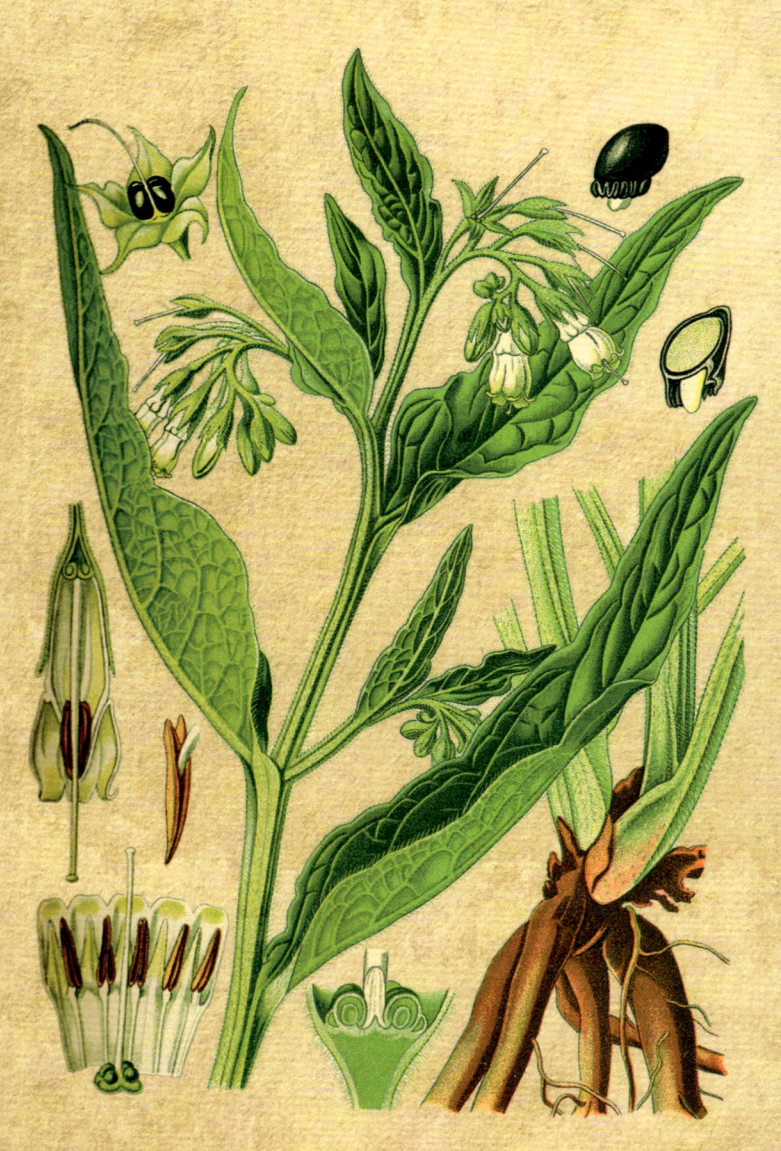

Beinwell

Symphytum officinale

Als stickstoffliebende Pflanze findet man den Echten Beinwell an Wiesen-, Weg- und Waldrändern, an Gräben und Bachufern, dort wo der Boden nährstoffreich und ausreichend feucht ist.

Die derben, rauhaarigen Blätter, deren Ansätze am Stängel herablaufen, duften beim Zerreiben angenehm nach Gurke. Genau wie beim Borretsch ergeben die jungen Beinwellblätter ein köstliches Wildgemüse, das mit einem erfrischenden Gurkenaroma aufwarten kann.

Seine Bedeutung als alte Heilpflanze steckt bereits im Namen: »Bein« bedeutet hier Gebeine oder Knochen, und wellen oder wallen ist das althochdeutsche Wort für zusammenwachsen. Knochenbrüche, Verstauchungen, aber auch schlecht heilende Wunden oder Knochenhautreizungen wurden mit Zubereitungen aus Beinwellwurzel behandelt.

Von einer innerlichen Anwendung von Wurzelextrakten wird heute aber dringend abgeraten, da die Wurzeln Pyrrolizidinalkaloide enthalten, die bei längerer Einnahme Leberschäden verursachen können.

Rein äußerlich, z.B. als Salbe, kann Beinwell aber dennoch zur unterstützenden Behandlung von Verstauchungen, Zerrungen, Prellungen oder kleineren Hautdefekten genutzt werden.

INHALTSSTOFFE: hoher Gehalt an Allantoin (wirkt wundheilend, zellerneuernd, entzündungshemmend), Flavonoide, Schleime, Gerbstoffe, Kieselsäure, Pyrrolizidinalkaloide

VERWENDBARE PFLANZENTEILE: Blätter als Wildgemüse, Wurzel

ANWENDUNGSGEBIETE: Salben oder Auszüge aus Beinwellwurzel äußerlich bei Verstauchungen, Zerrungen, Prellungen oder kleineren Hautdefekten

HINWEIS: Wegen der enthaltenen Pyrrolizidinalkaloide sollten Blätter nicht in großer Menge und über längere Zeit eingenommen und Wurzelauszüge nur äußerlich und kurzzeitig angewendet werden.

Rezepte

Beinwell
Symphytum officinale

BEINWELLBALSAM:

2 bis 3 frische Blätter mit einer Tasse kochendem Wasser übergießen, 10 Minuten ziehen lassen und abfiltern. Gleich frisch nach dem Abkühlen äußerlich verwenden.

TINKTUR AUS DER WURZEL ZUR ÄUSSERLICHEN ANWENDUNG BEI SCHMERZEN, PRELLUNGEN, ZERRUNGEN, KNOCHENBRÜCHEN, SEHNENSCHEIDENTZÜNDUNGEN UND SCHLEIMBEUTELENTZÜNDUNGEN:

Die gewaschenen, klein geschnittenen und dann getrockneten Wurzeln werden in einem Glasgefäß mit so viel Wodka übergossen, dass die Wurzeln restlos mit Alkohol bedeckt sind. Anschließend 3 Wochen ziehen lassen und sorgfältig absehen. Wundauflagen, Tücher oder Binden mit der Tinktur tränken und die schmerzenden erkrankten Stellen damit bedecken. Mehrmals täglich frisch machen. Die Tinktur kann auch in eine Salbe eingebracht werden und dann auf den erkrankten Stellen eingerieben werden.

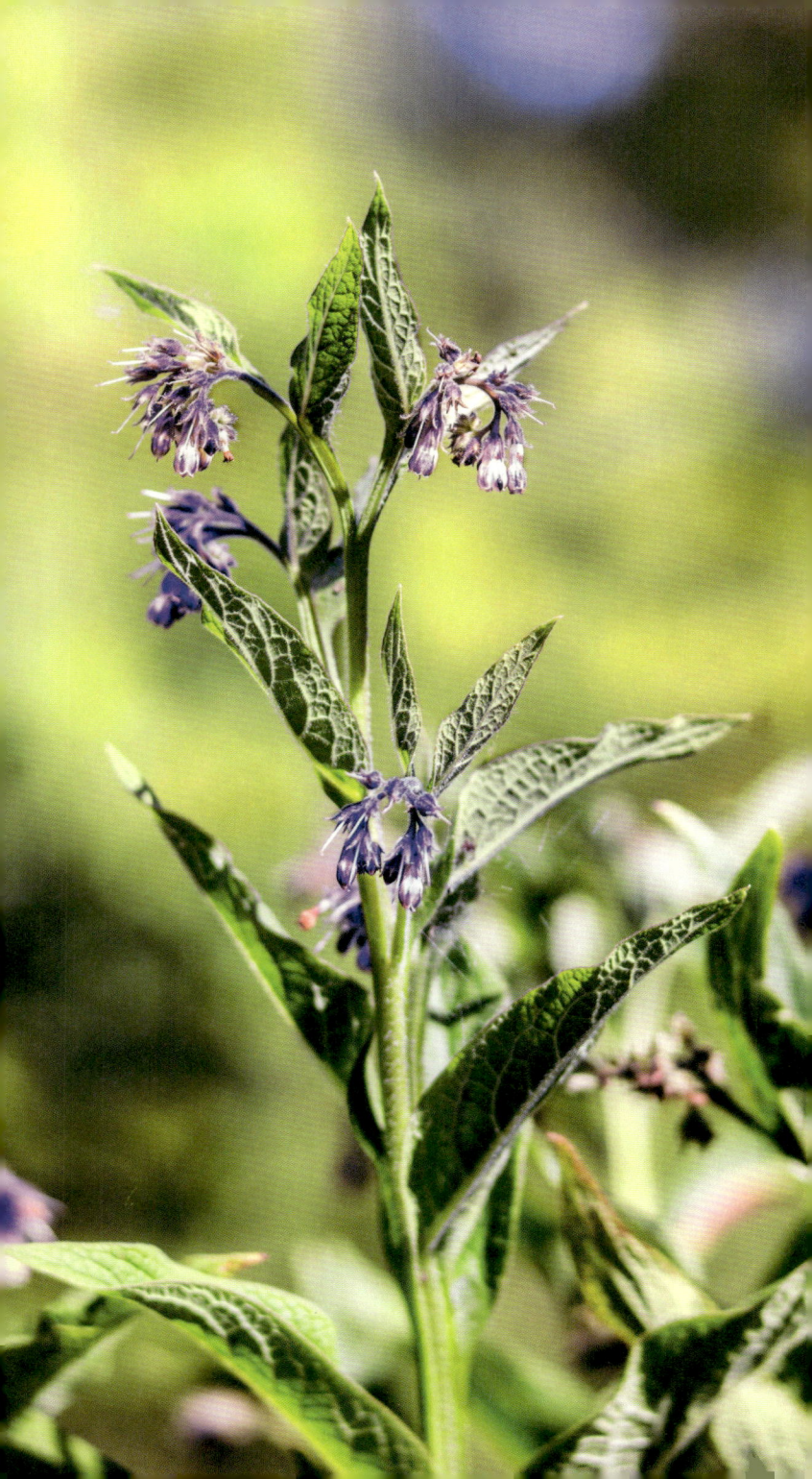

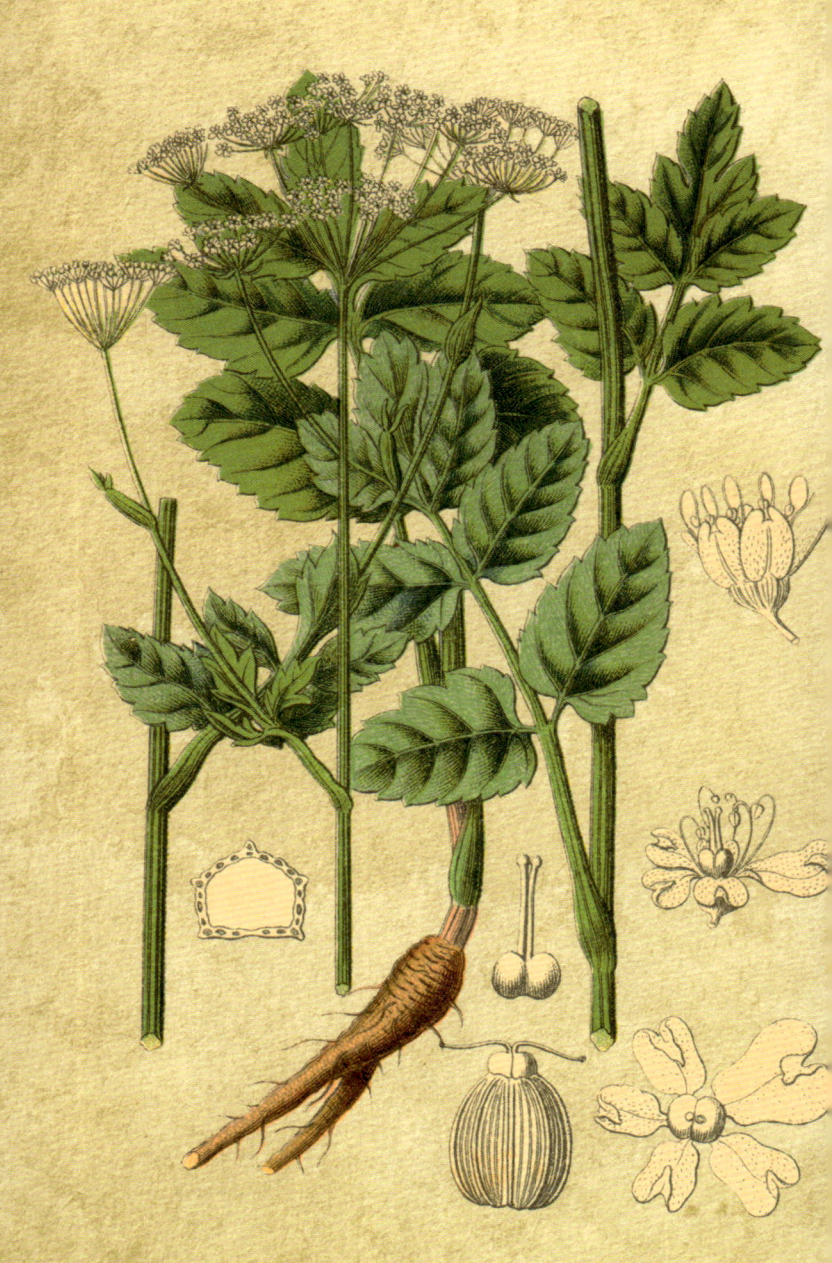

Bibernelle
Pimpinella major

Die Große Bibernelle gehört zur Familie der Doldenblütler und ist verwandt mit dem Anis, der zur gleichen Gattung zählt. Sie ist mehrjährig und erreicht Wuchshöhen von bis zu 1 m. Im Hochsommer bildet sie weiße bis rosafarbene Blütendolden. Sie wächst auf nährstoffreichen Böden und kommt oft auf Waldlichtungen und Wiesen vor.

Sie ist eine alte Heilpflanze, die in der frühen Neuzeit – vergeblich – gegen die Pest eingesetzt wurde. In der Naturheilkunde verwendet man neben der Wurzel auch Kraut und Blüten, allerdings konnte bislang nur die Wirksamkeit der Wurzeln wissenschaftlich bestätigt werden. Die Wurzel riecht streng nach Bock, weshalb ihr früher auch eine aphrodisierende Wirkung zugesprochen wurde.

Die Wurzel der Bibernelle wirkt schleimlösend, hustenlösend, entzündungshemmend, blutreinigend und schweißtreibend. Damit ist die Bibernelle eine klassische Medizinpflanze zur Behandlung von Atemwegserkrankungen, wie z.B. Bronchitis, bei denen das Abhusten gefördert werden soll. Sie eignet sich gut für Gurgellösungen bei Halsentzündungen.

Die harntreibende Wirkung ist nicht hinreichend wissenschaftlich belegt. Die Bibernelle gilt auch als verdauungsfördernd.

Aufgrund der Namensähnlichkeit mit Pimpinelle wird die Pflanze oft mit dem in der Volksmedizin ebenfalls genutzten Kleinen Wiesenknopf (Sanguisorba minor) verwechselt, der ihr allerdings optisch nicht ähnlich ist.

INHALTSSTOFFE: Cumarine, Gerbstoffe, Saponine, ätherisches Öl

VERWENDBARE PFLANZENTEILE: Kraut, Blüten, Wurzel

ANWENDUNGSGEBIETE: Atemwegsinfekte

Rezepte

Bibernelle
Pimpinella major

TEE AUS DER WURZEL BEI ERKÄLTUNGSERKRANKUNGEN, HUSTEN UND ASTHMAANFÄLLEN:
2 Teelöffel getrocknete Wurzel werden mit 250 ml kaltem Wasser übergossen, die Mischung kurz aufkochen, abseihen und mit Honig süßen. Vor allem vor dem Schlafengehen eine Tasse trinken. 2 Tassen pro Tag sind ausreichend.

BIBERNELLETROPFEN ALS VORBEUGUNG GEGEN ERKÄLTUNGEN, BEI MAGENSCHMERZEN UND ZUR KRAMPFLÖSENDEN UNTERSTÜTZUNG BEI MENSTRUATIONSPROBLEMEN:
100 g zerkleinerte Wurzeln werden mit 500 ml Wodka versetzt. 14 Tage stehen lassen, abseihen und bei Bedarf pro Tag bis zu 20 Tropfen auf Honig oder Zucker einnehmen.

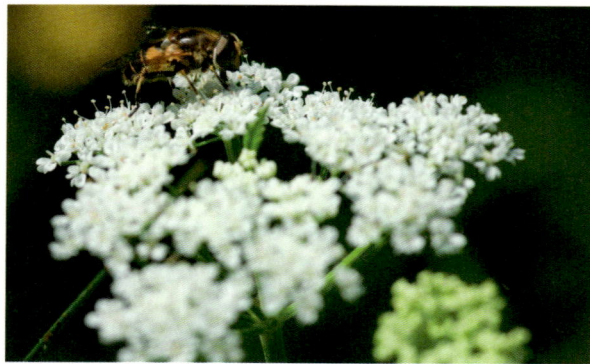

Die Bibernelle ist eine Verwandte der Gewürzpflanze Anis.

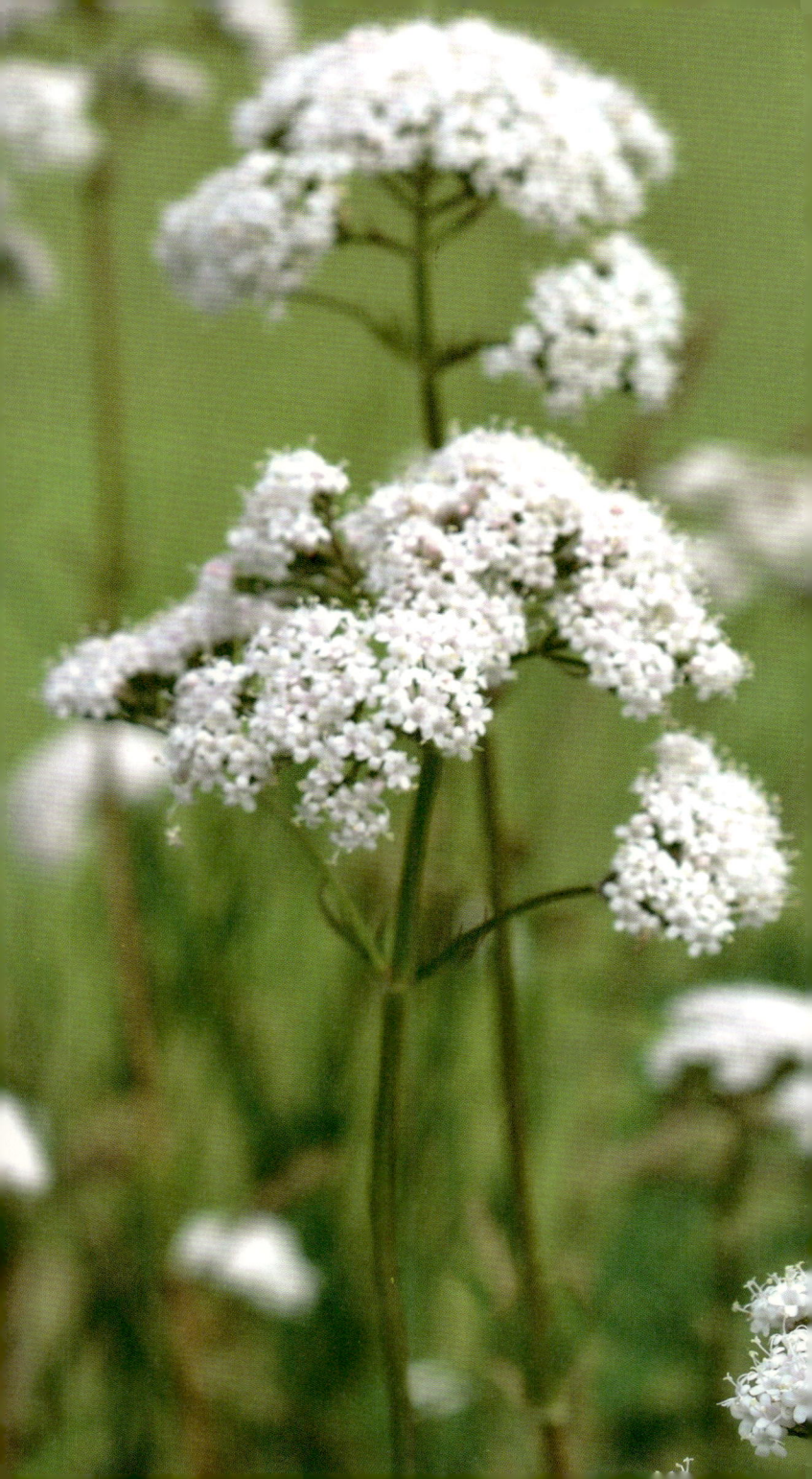

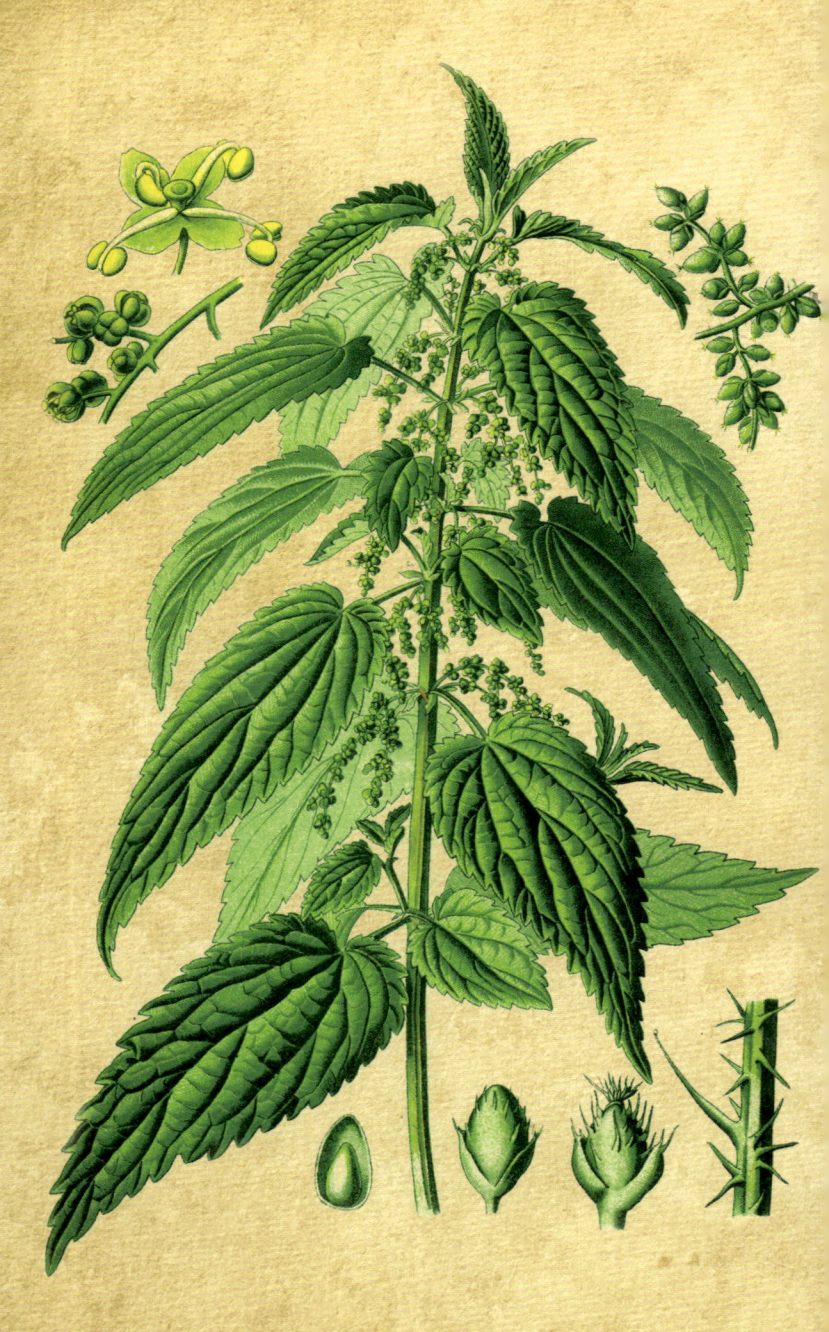

Brennnessel

Urtica dioica

Wer hat nicht schon einmal erlebt, wie Brennnesseln sich auf schmerzhafte Weise ins Gedächtnis einprägen. Die Pflanze ist über und über mit Brennhaaren bedeckt, die bei Berührung an einer Art Sollbruchstelle abbrechen und mit der stehen bleibenden scharfen Kante ihren giftigen, flüssigen Inhalt in die Haut einritzen und so für brennende Quaddeln sorgen.

Als typischer Stickstoffzeiger wächst die Brennnessel gerne überall dort, wo sich nährstoffreiche, tiefgründige, lockere und nicht zu trockene Lehm- und Tonböden finden. Mit ihren reichlich verzweigten Wurzelsprossen kann sie sich stark ausbreiten und so meist größere Bestände bilden.

Seit Jahrhunderten ist die Brennnessel eine häufig und vielseitig verwendete Wildpflanze. Aufgrund ihrer u.a. stoffwechselanregenden und harntreibenden Wirkung wird sie arzneilich verwendet, z.B. bei unkomplizierten Prostatabeschwerden oder Harnwegsinfekten. Ihre Früchte enthalten reichlich Proteine, Öle, Vitamine und Mineralstoffe und sind geröstet eine ungewöhnliche Delikatesse, die zudem das Immunsystem stärkt. Als Sud oder Jauche können sich Brennnesseln sogar im Gartenbau noch nützlich machen.

INHALTSSTOFFE: Flavonoide, Vitamin C, Carotinoide, Mineralstoffe, Gerbstoffe in den Wurzeln, Histamin und Acetylcholin in den Brennhaaren

VERWENDBARE PFLANZENTEILE: junge Triebe und Blätter als Wildgemüse, Tee und Saft, die noch grünen Früchte als »Snack«

ANWENDUNGSGEBIETE: Tee oder Saft wirkt harntreibend, zur Erhöhung der Harnmenge bei z.B. Harnwegsinfekten, Rheuma, Gicht, Galle- und Leberbeschwerden, oder auch als stoffwechselanregende Frühjahrskur.

Rezepte

Brennnessel
Urtica dioica

ESSENZ AUS DEN WURZELN ZUR STÄRKUNG DES HAARBO-DENS UND ZUM EINNEHMEN BEI PROSTATALEIDEN:
Die gewaschenen und klein geschnittenen frischen Wurzeln in ein Glas mit Schraubverschluss geben, das Glas zu drei viertel damit füllen, anschließend so viel Wodka darübergeben, dass alle Wurzeln bedeckt sind. 3 Wochen im Zimmer ziehen lassen, anschließend abseihen.

Zur innerlichen Einnahme pro Tag 3 mal 20 Tropfen einnehmen, für den Haarboden zur Kräftigung der Haarwurzeln die Kopfhaut jeden Tag damit einreiben.

TEE ZUR GESUNDERHALTUNG DER BLASE UND NIEREN:
2 Teelöffel getrocknete Blätter mit 250 ml Wasser überbrühen, 5 Minuten ziehen lassen, kurmäßig 3–4 Wochen lang jeden Tag 2–3 Tassen trinken.

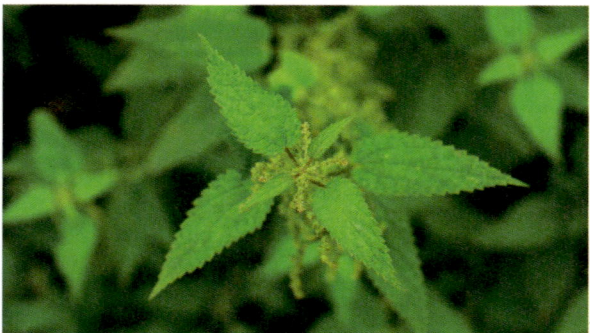

Die Große Brennnessel ist schmerzhaft beim Berühren, aber sehr wertvoll in der Küche.

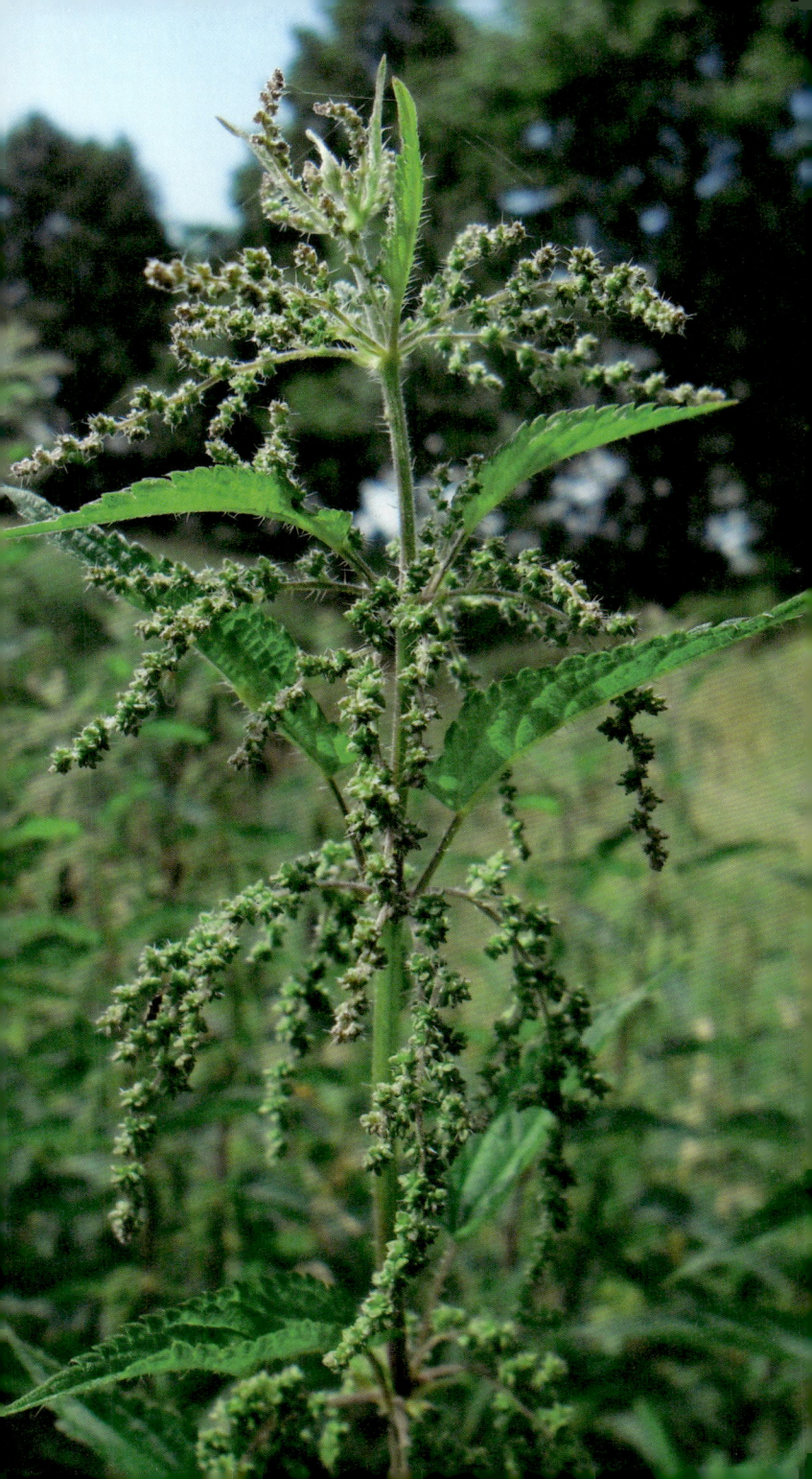

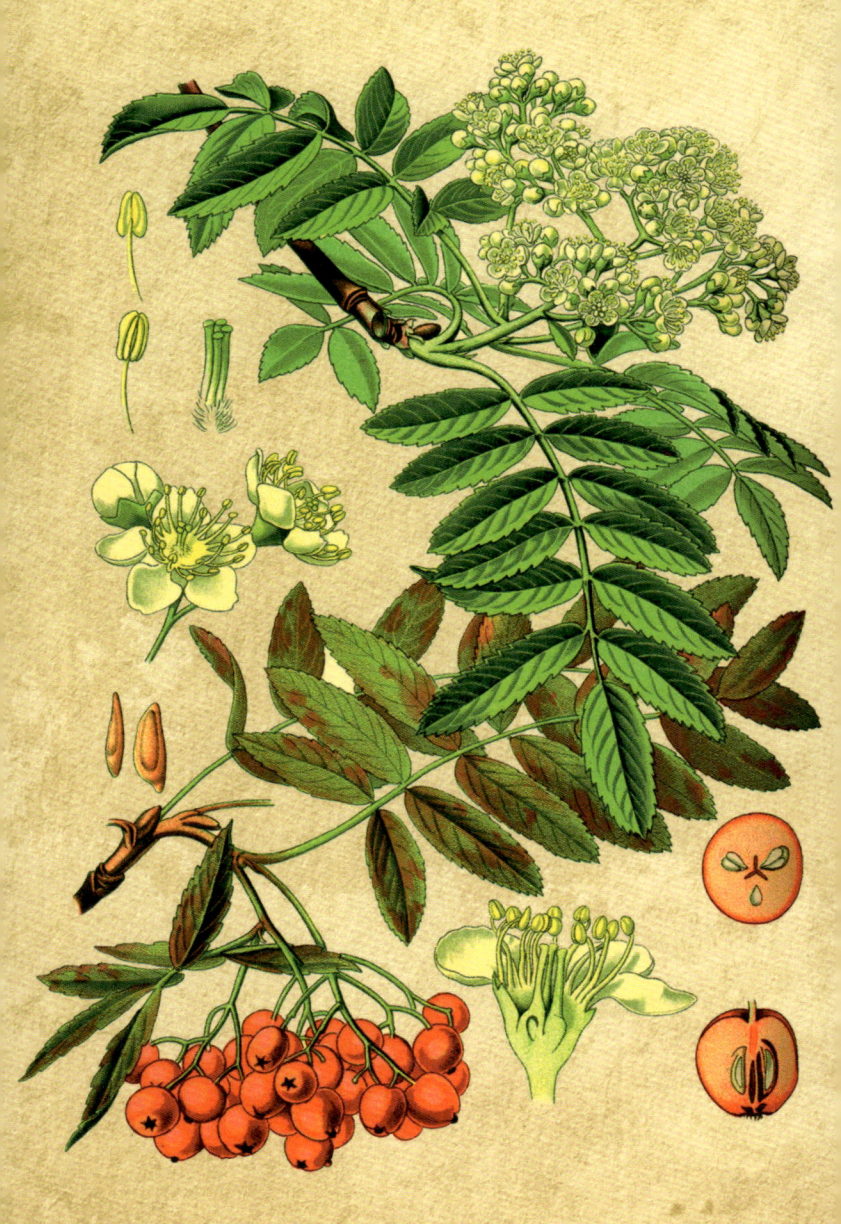

Eberesche
Sorbus aucuparia

Viele kennen die Eberesche vielleicht eher unter dem Namen Vogel-beere. Ihre schönen weißen Blüten, die nicht besonders anziehend duften, öffnen sich im späten Frühling und Frühsommer. Anschlie-ßend erscheinen die Früchte, zunächst grün. Im Spätsommer, wenn sie ausgereift (und genießbar) sind, werden sie intensiv rot.

Ihren Namen hat die Vogelbeere von der Vorliebe vieler Vögel für ihre Früchte. Was für die Vögel gesund ist, ist in diesem Falle auch für den Menschen gesund, allerdings soll man die Vogelbeeren nur gekocht genießen. Roh sind sie leicht giftig (durch den Gehalt an Parasorbinsäure) und können zu starken Magenverstimmungen führen. Das Kochen neutralisiert das Gift und macht die Beeren auch geschmacklich milder.

Die Früchte sind richtige Vitaminbomben: Sie enthalten vor allem Vitamin C und Provitamin A, zudem sind sie reich an Mineralstoffen (u.a. Eisen, Kupfer und Zink). Sie stärken das Immunsystem, wirken adstringierend, blutstillend, schleimlösend und regulieren (fördern) die Menstruation. Während die rohen Beeren abführend wirken, haben getrocknete Beeren den gegenteiligen Effekt und wirken eher stopfend. Häufig werden Vogelbeeren zu Spirituosen wie Schnaps und Likör verarbeitet, unter anderem sind sie Bestandteil des Sechsämtertropfens.

Die Blüten der Eberesche verwendet man in Hustentees, sie wirken schleimlösend. In der Augenheilkunde bewirken Tropfen eine Ver-ringerung des Augeninnendrucks. Allerdings sollte man für die An-wendung am Auge ausschließlich fertige Arzneipräparate verwenden.

INHALTSSTOFFE: Gerbstoffe, Mineralstoffe, Vitamine, Carotin, Sorbit

VERWENDBARE PFLANZENTEILE: Beeren, Blüten, Blätter

ANWENDUNGSGEBIETE: Vitaminmangel, Gallenleiden, Verdauungsbe-schwerden, Augenleiden, Menstruationsbeschwerden

Rezepte

Eberesche
Sorbus aucuparia

VOGELBEERENSCHNAPS:

Genauso viele Vogelbeeren wie kleingeschnittene Apfelstücke in ein hohes Glas mit Schraubverschluss geben, für 200 g Früchte 100 g Zucker dazugeben und mit Wodka auffüllen, sodass alle Früchte bedeckt sind. 8 Wochen an der Sonne stehen lassen, dann sorgfältig abseihen.

Den Schnaps gläschenweise bei Magen- und Darmproblemen einnehmen.

HUSTENTEE FÜR KINDER:

2 Teelöffel frische oder 1 Teelöffel getrocknete Ebereschenblüten mit Milch aufkochen und mit Honig süßen. 1–2 Tassen pro Tag trinken.

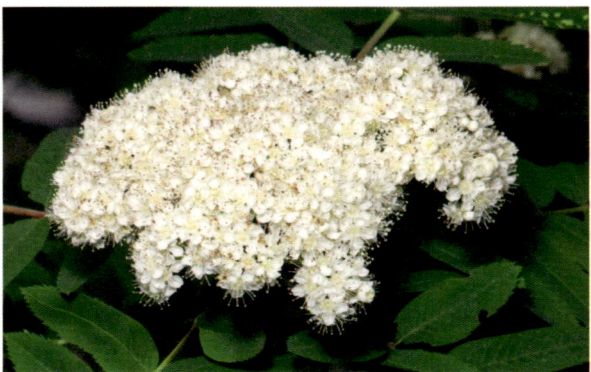

Die weißen Blüten der Eberesche riechen eher unangenehm.

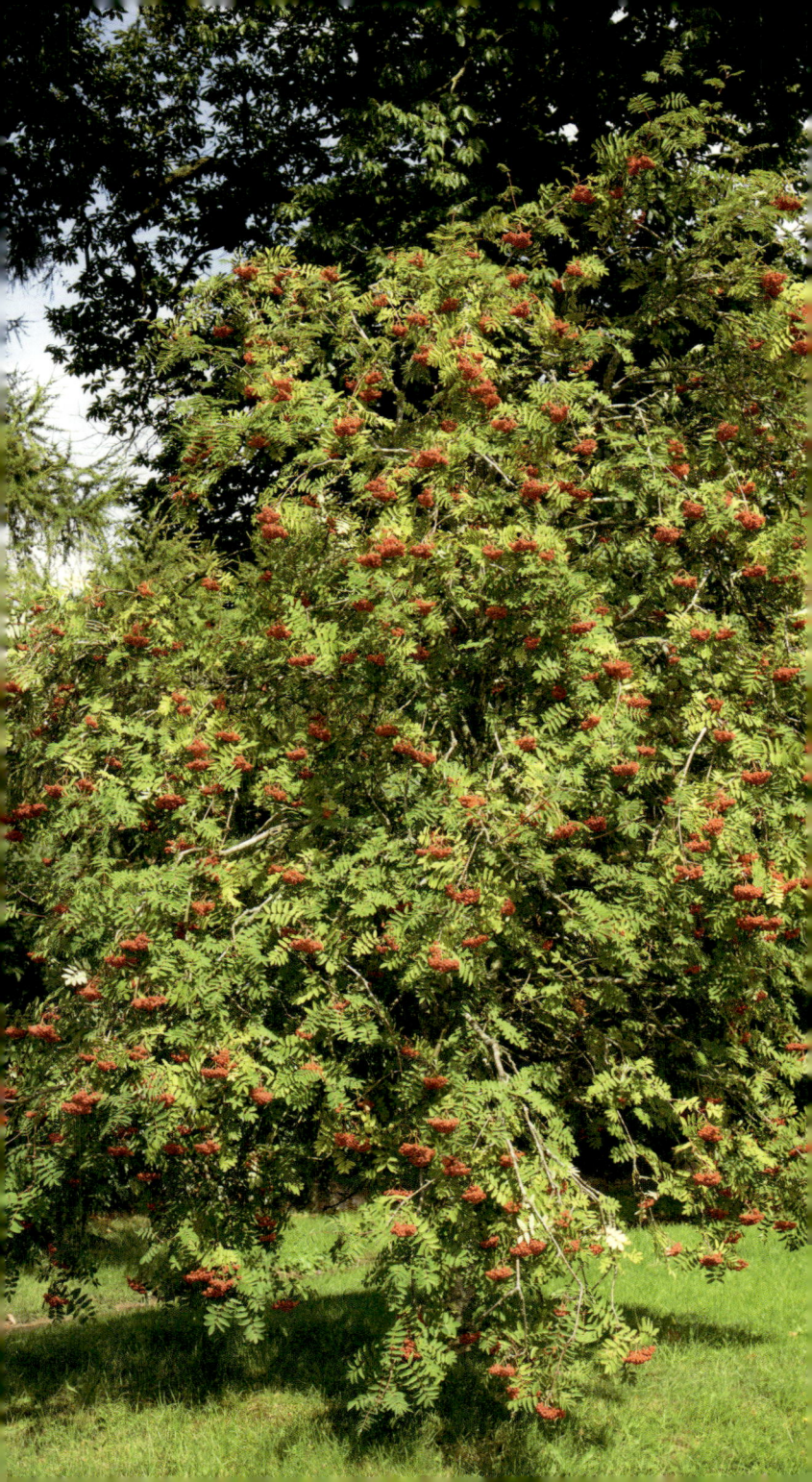

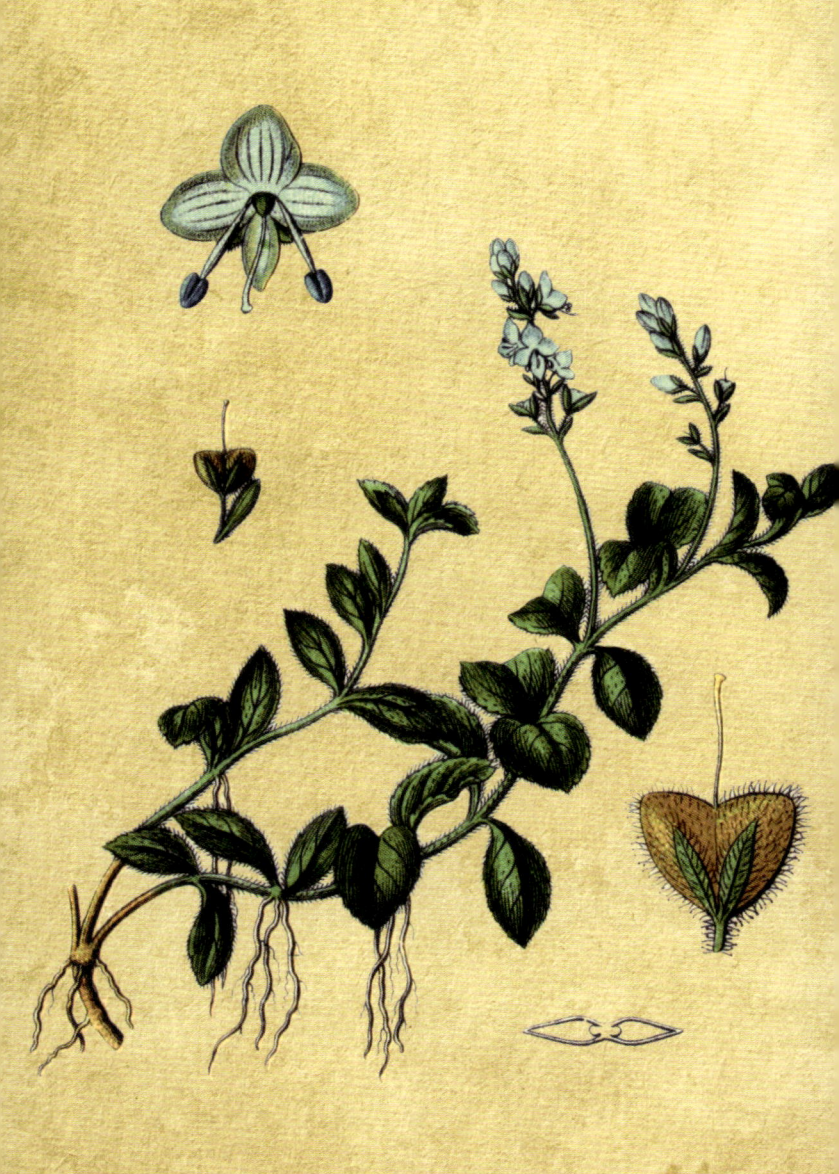

Ehrenpreis
Veronica officinalis

Der Echte Ehrenpreis gehört zu den Lippenblütlern. Die mehrjährige Pflanze wird kaum höher als 20 cm und wächst teppichbildend an sonnigen, nährstoffarmen und nicht zu feuchten Standorten. Im Sommer bildet sie blassviolette Blütentrauben. Als Zierpflanze wird sie häufig als Bodendecker genutzt.

Kneipp empfahl den Ehrenpreis gegen Gicht, in den älteren Kräuterbüchern wird er als Mittel gegen Lungen- und Nierenleiden beschrieben. Er spielt in der Volks- und Naturheilkunde seit Langem eine wichtige Rolle, auch wenn seine Wirksamkeit von der Wissenschaft heute angezweifelt wird. So spricht die Kommission E keine Anwendungsempfehlung aus. Er ist allerdings nicht giftig und unerwünschte Nebenwirkungen sind nicht bekannt.

In der Volksheilkunde gilt er als gutes Mittel, um die Tätigkeit von Galle und Nieren anzuregen, er gilt als harntreibend, entgiftend, blutreinigend und entzündungshemmend. Seine leicht beruhigende Wirkung kann bei Nervosität nützlich sein. Man verwendet ihn innerlich gegen Durchfall und äußerlich gegen Ekzeme und Neurodermitis. Er soll Juckreiz lindern. Auch in der Homöopathie kommt er bei Bronchitis und Asthma zur Anwendung. Unstrittig ist seine auswurffördernde Wirkung, weshalb er als Zutat in Hustenteemischungen passt.

Man kann die etwas bitter schmeckenden Blätter auch als Wildgemüse im Salat verwenden.

INHALTSSTOFFE: Glykoside, Flavonoide, Saponine, Gerbstoffe, Kaffeesäure

VERWENDBARE PFLANZENTEILE: Kraut

ANWENDUNGSGEBIETE: Durchfall, Verdauungsbeschwerden, Atemwegserkrankungen, Ekzeme

Rezept

Ehrenpreis
Veronica officinalis

HAUTWASSER GEGEN PICKEL UND AKNE:

1 Handvoll Ehrenpreis mit 1 Handvoll Eibischblüten und 1 Handvoll Rosmarin mit ca. 100 ml reinem Alkohol vermischen, anschließend mit destilliertem Wasser übergießen, sodass die Kräuter bedeckt sind. 8 Tage ziehen lassen, abseihen und in dunkle Flaschen füllen. Die Haut damit betupfen.

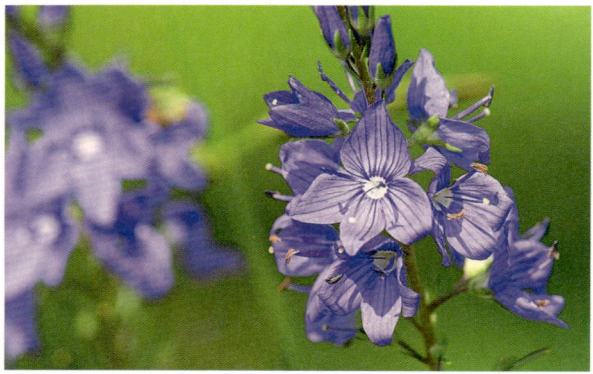

Ehrenpreis kann als Heilpflanze und Wildgemüse verwendet werden.

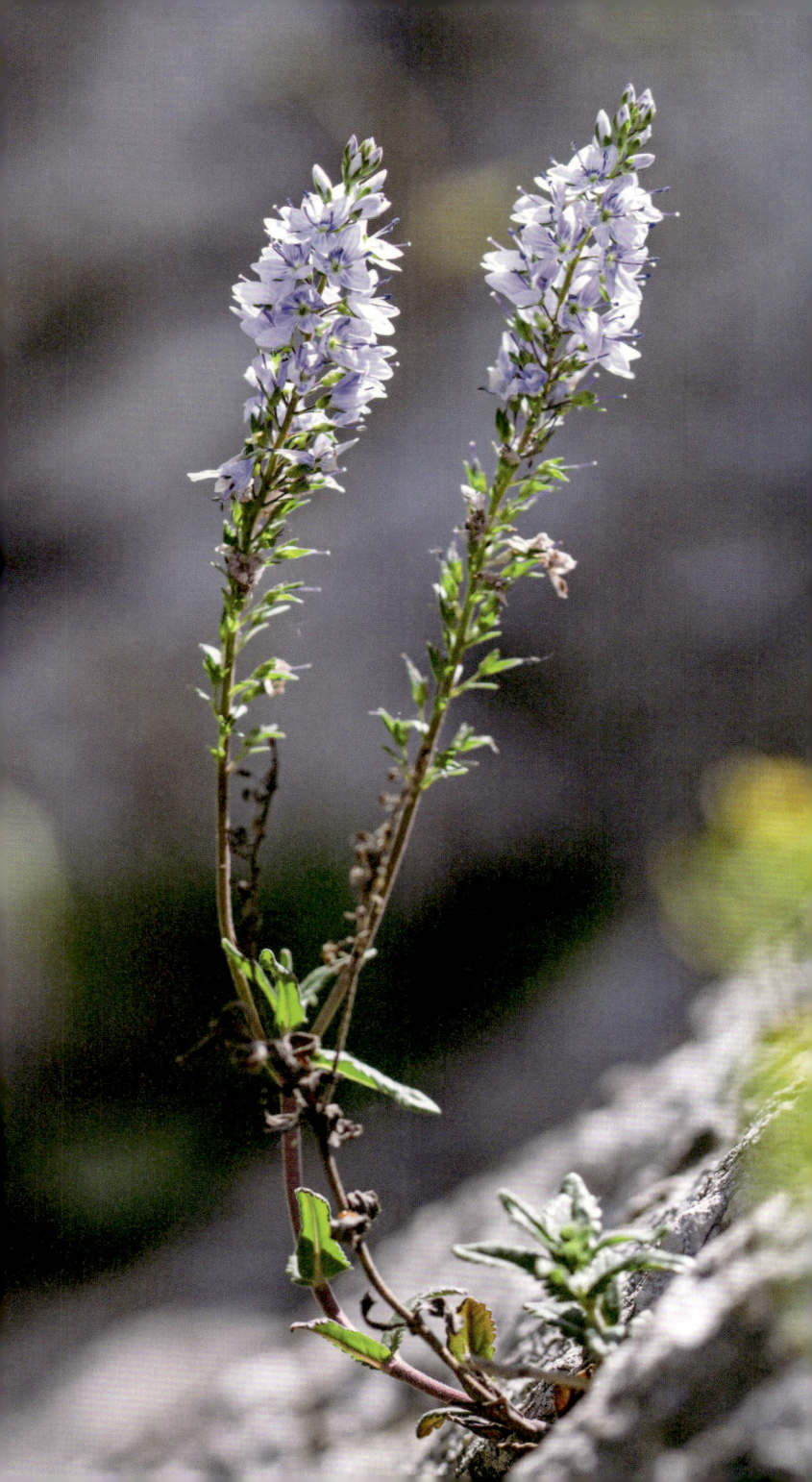

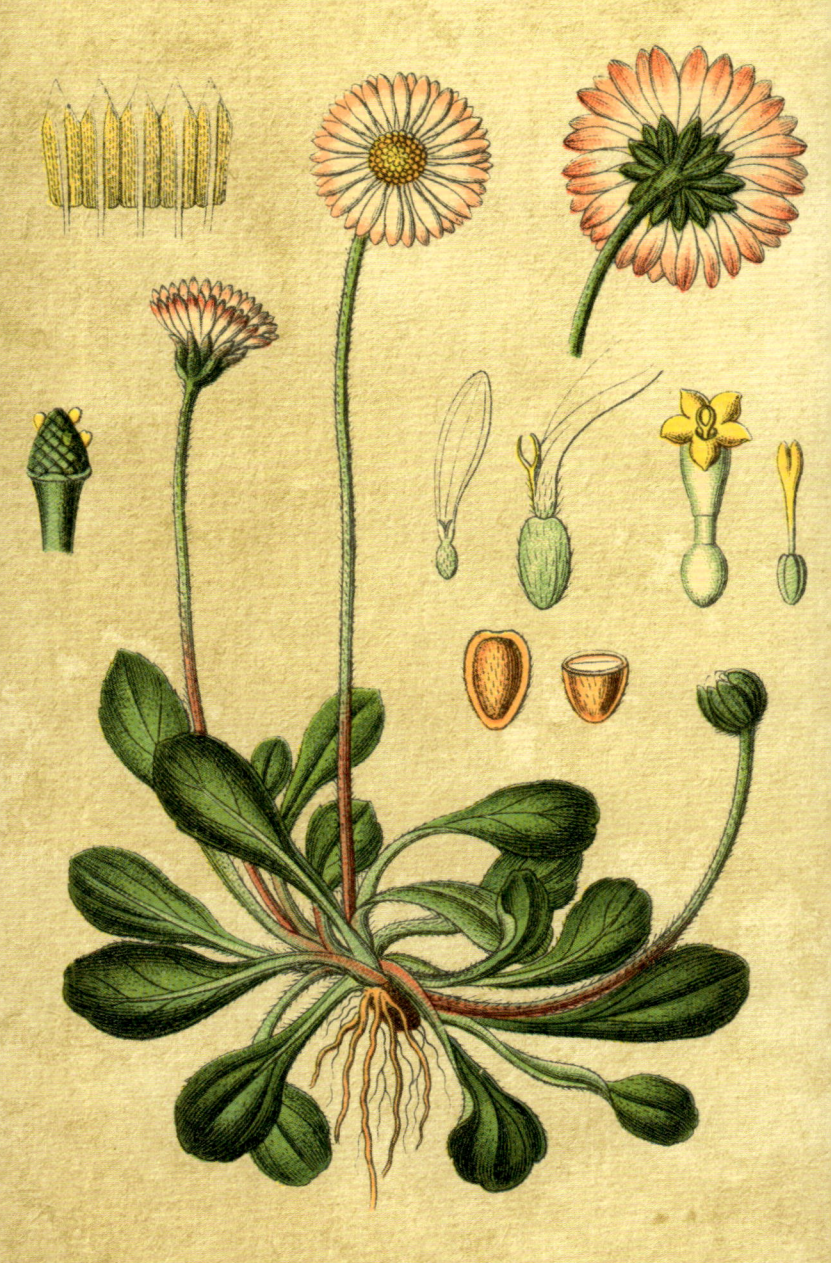

Gänseblümchen
Bellis perennis

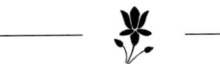

Wer kennt es nicht, das Gänseblümchen, Maßliebchen, Marien-blümchen oder Tausendschön? Fast jedem schon aus der Kindheit bekannt, gehört es praktisch zu jeder nicht übertrieben gepflegten Rasenfläche dazu.

Die Hauptblütezeit liegt zwar im Frühjahr und Sommer, jedoch sind über das ganze Jahr hindurch immer wieder die typischen gelb-wei-ßen Blütenköpfchen zu finden. Sie bestehen aus zahlreichen kleinen Einzelblüten, die in der Mitte gelb und röhrenförmig, am Rand hingegen weiß und zungenförmig ausgebildet sind. Die Blütenköpf-chen können roh gegessen werden und bereichern sowohl mit ihrem nussig-herben Aroma als auch optisch Salate, Suppen oder Brotauf-striche. Eine besondere Delikatesse sind in Essig eingelegte Blüten-knospen, die wie Kapern verzehrt werden.

Aber auch in der Naturheilkunde findet das Gänseblümchen Verwen-dung. Besonders im Mittelalter war es eine beliebte Heilpflanze für verschiedenste Erkrankungen, von Erkältungen über Schlaflosigkeit und Schwindel bis hin zu Furunkeln und Leberleiden. Die Blüten enthalten unter anderem Saponine und kommen auch heute noch aufgrund ihrer sanft schleimlösenden Wirkung in Hustentees zum Einsatz. Ein Aufguss oder Brei aus Blüten und Blättern wurde in der Volksmedizin zur Behandlung schlecht heilender Wunden verwen-det. Ein Tee aus Gänseblümchen soll allgemein stoffwechselanregend wirken.

INHALTSSTOFFE: Saponine, Gerbstoffe, Bitterstoffe, Flavonoide

VERWENDBARE PFLANZENTEILE: Blüten und Blätter frisch als Wildge-müse und zum Würzen, als Presssaft oder Extrakt; getrocknet als Tee

ANWENDUNGSGEBIETE: Tee wirkt sanft schleimlösend und appetitan-regend, Umschläge zur Förderung der Wundheilung.

Rezepte

Gänseblümchen
Bellis perennis

GESICHTSMASKE FÜR EINEN KLAREN FRISCHEN TEINT:

1 Esslöffel Gänseblümchenblüten wird mit 100 ml kochendem Wasser übergossen und 30 Minuten stehen gelassen. Anschließend abseihen und in eine Flasche füllen, im Kühlschrank aufbewahren, hält aber nicht lange! Zur Verwendung von diesem Wasser ca. 2–3 Esslöffel mit etwas Honig und bei sehr rauer Haut zusätzlich mit 1 Teelöffel Kleie vermischen und auf dem Gesicht auftragen. Ca. eine Viertelstunde einwirken lassen, gründlich abspülen.

TEE BEI EKZEMEN, NEURODERMITIS UND ANDEREN HAUTERKRANKUNGEN:

1 Teelöffel Gänseblümchenblüten und 2 Teelöffel Ackerstiefmütterchen mit 250 ml kochendem Wasser übergießen, 3 Minuten ziehen lassen und abseihen. 2–3 Tassen pro Tag trinken und gleichzeitig die Haut mit dem Tee betupfen und eintrocknen lassen.

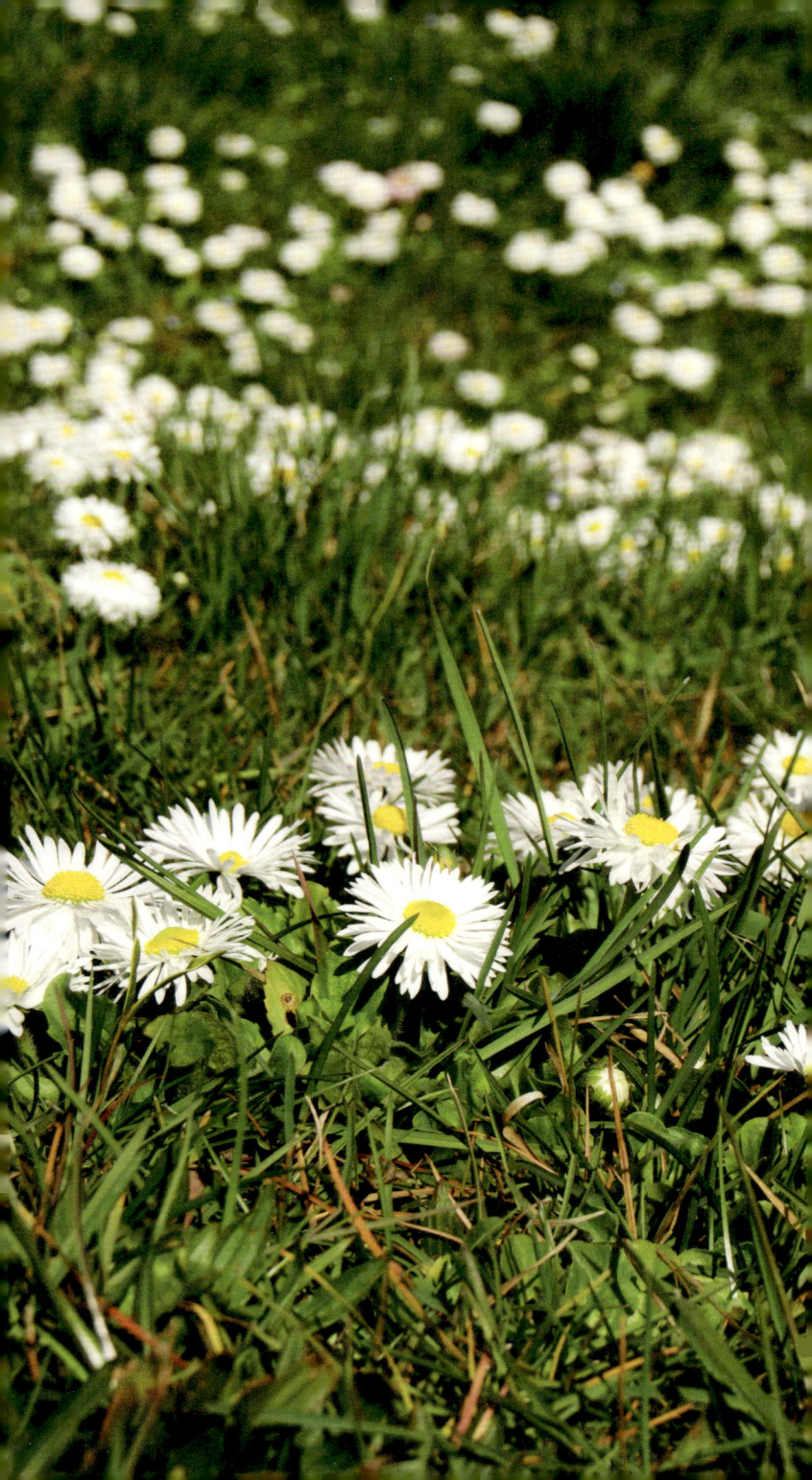

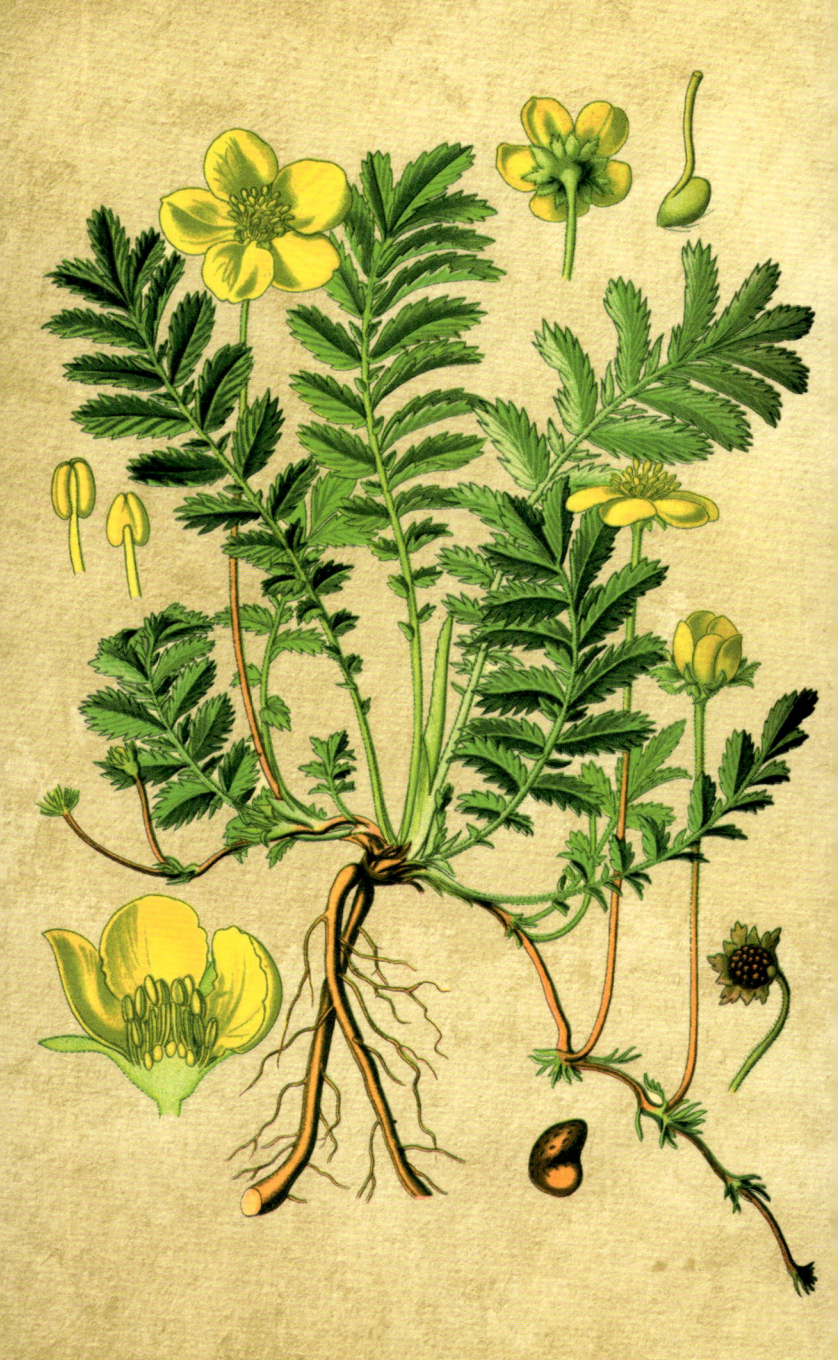

Gänsefingerkraut
Argentina anserina

Völlig unscheinbar wächst das Gänsefingerkraut mit seinen niedrigen Blattrosetten am Boden, oft an Weg- und Straßenrändern, Ruderalstellen und Pionierstandorten. Es verträgt verdichtete, nitrat- und basenreiche Böden, ist trittfest, salzertragend und als Kulturfolger fast weltweit verbreitet. Insbesondere seine Salztoleranz führt dazu, dass es mittlerweile häufig entlang von Straßen und Autobahnen zu finden ist.

Wie die nah verwandte Erdbeere (Fragaria) kann es sich mithilfe von 1 m langen, rankenden Ausläufern ausbreiten, die an ihren Knoten Blattrosetten bilden und Wurzeln auf geeignetem Boden schlagen. Die leuchtend gelben Blüten erscheinen ab Juni einzeln auf langen Stielen und öffnen sich nur bei ausreichend Sonne.

Gänsefingerkraut ist reich an Gerbstoffen und gilt daher als adäquates Mittel bei leichten Entzündungen der Mund- und Rachenschleimhaut, sowie leichten, unspezifischen Durchfallerkrankungen mit kolikartigen Bauchkrämpfen. Vor allem aber werden ihm stark krampflösende Eigenschaften zugeschrieben, auch wenn diese Wirkung wissenschaftlich nicht belegt und auch ein entsprechender Inhaltsstoff bislang offenbar nicht nachgewiesen werden konnte. Dennoch wurde und wird Tee aus Gänsefingerkraut traditionell und mit Erfolg angewendet bei Muskel- und Wadenkrämpfen, Unterleibskrämpfen und Menstruationsbeschwerden sowie spannungsbedingten Kopfschmerzen oder Migräne. Sogar in der Tiermedizin soll es auf ähnliche Weise zum Einsatz gekommen sein.

INHALTSSTOFFE: Gerbstoffe, Bitterstoffe, Flavonoide

VERWENDBARE PFLANZENTEILE: Blätter als Tee, junge Blätter auch als Wildgemüse

ANWENDUNGSGEBIETE: Tee hat krampflösende, adstringierende, schmerz- und blutstillende Eigenschaften.

Rezepte

Gänsefingerkraut
Argentina anserina

TEE BEI MENSTRUATIONSKRÄMPFEN, BEI MIGRÄNE UND KRÄMPFEN DER VERDAUUNGSORGANE, BEI DURCHFALL:
1 Teelöffel getrocknetes Gänsefingerkraut mit der Wurzel, 1 Teelöffel getrocknete Schafgarbe, 1 Teelöffel gestoßene Fenchelfrüchte mit 300 ml Wasser überbrühen, 5 Minuten ziehen lassen. Bei Bedarf 2–3 Tassen pro Tag trinken.

GÄNSEFINGERWEIN ZUR STÄRKUNG DER VERDAUUNGS-ORGANE:
25 g getrocknetes Kraut in 500 ml Weißwein 10 Tage ziehen lassen, anschließend gründlich abseihen. Im Kühlschrank aufbewahren und pro Tag ein Schnapsglas voll trinken.

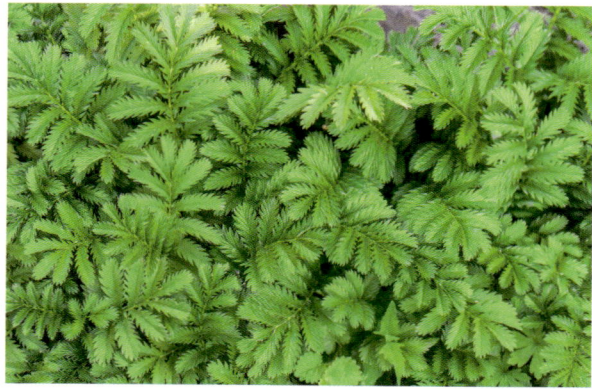

Die Blätter des Gänsefingerkrauts sammelt man während der Blütezeit im Sommer.

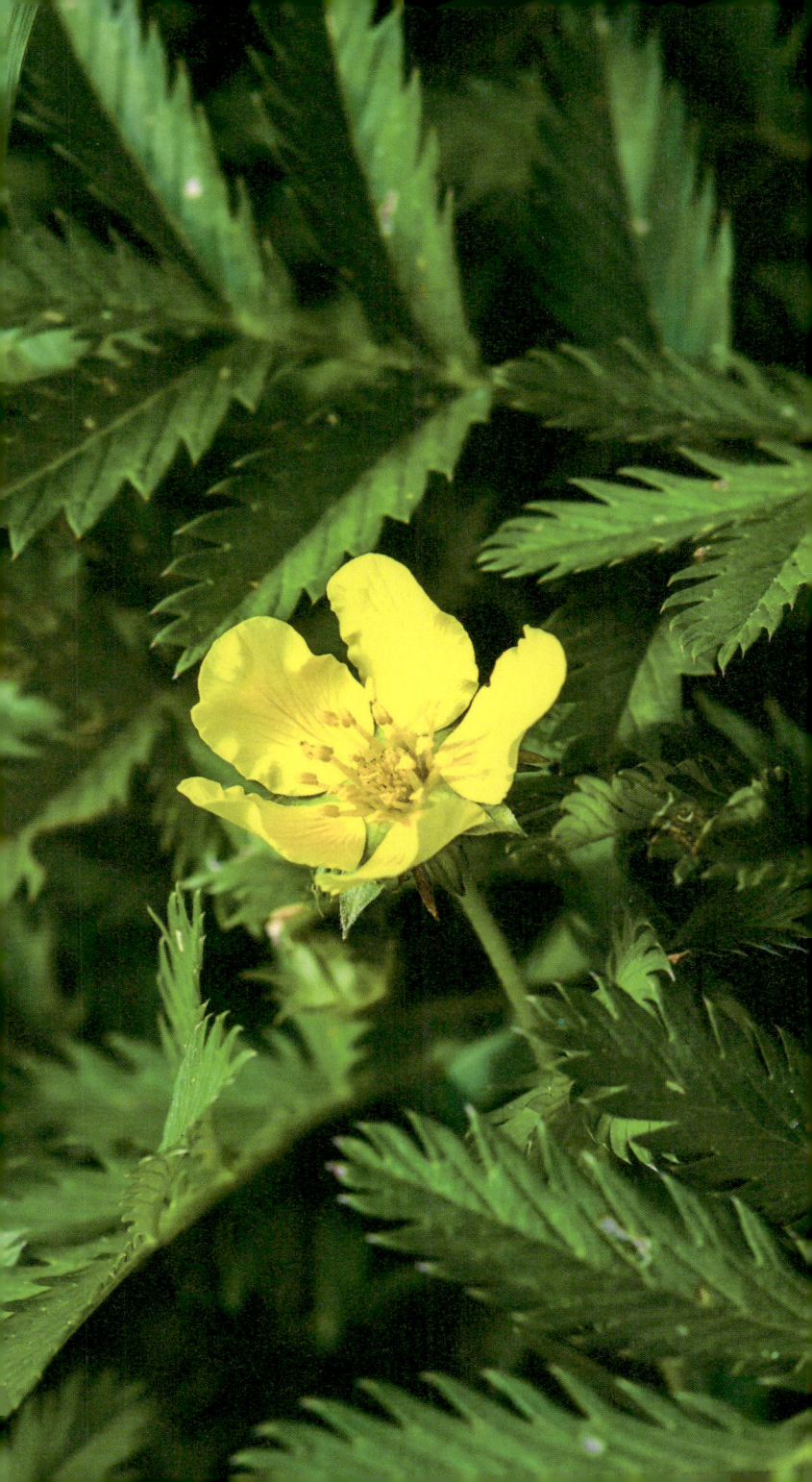

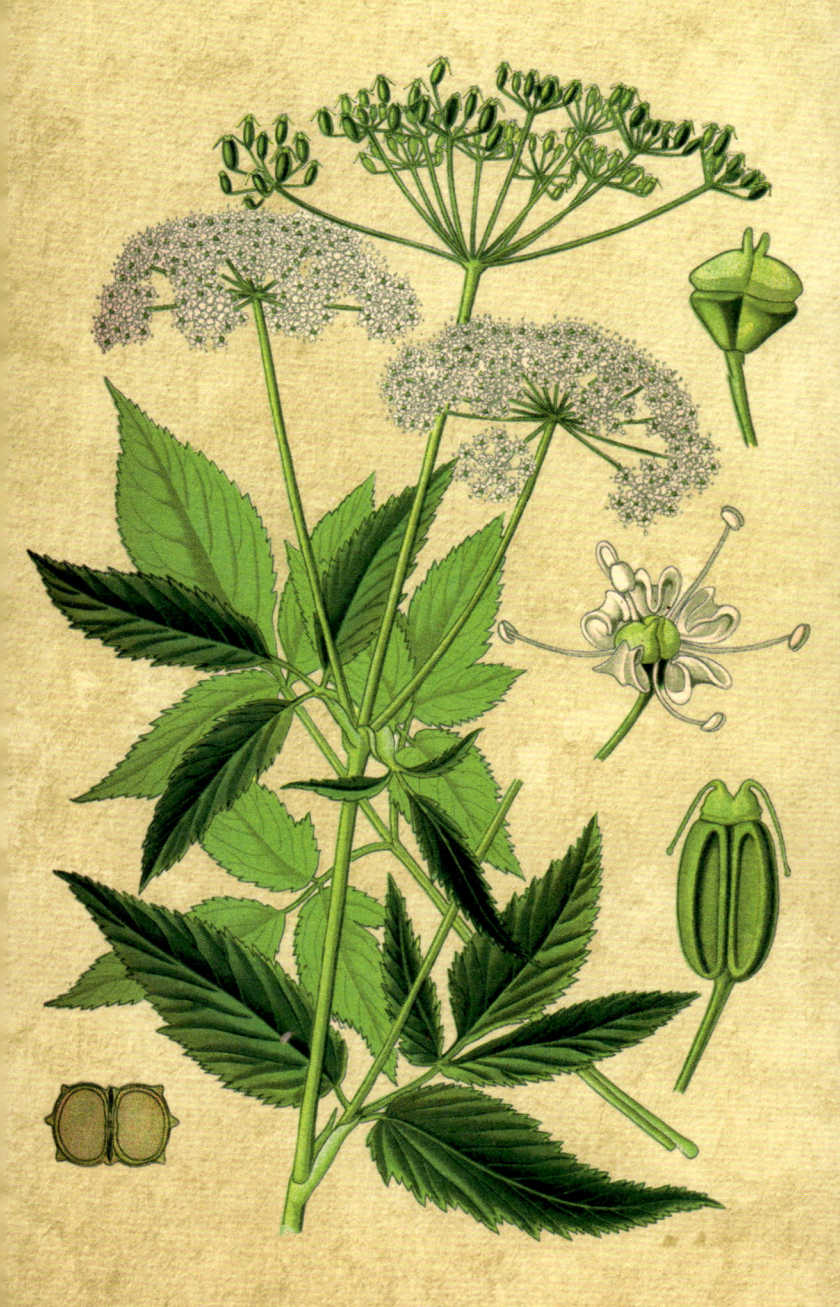

Giersch

Aegopodium podagraria

Giersch ist für jeden Gartenliebhaber wohl das bekannteste aller Un- bzw. Wildkräuter. Mit seinen unterirdischen Ausläufern verbreitet er sich hartnäckig in alle nährstoffreichen, tiefgründigen, nicht zu trockenen Gartenböden und kann dort sehr schnell größere Flächen für sich beanspruchen.

Weniger bekannt als seine Ausbreitungsfreude ist hingegen sein Wert als eines der ältesten Wildgemüse überhaupt, das beinahe über das ganze Jahr hinweg geerntet werden kann.

Der beim Zerreiben seiner Blätter und Blattstiele entstehende Duft erinnert an eine Mischung verschiedener Kulturgemüse wie Möhre und Sellerie – allesamt wie der Giersch aus der Familie der Doldenblütler.

Aber auch als Heilkraut wurde Giersch (»Zipperleinskraut«) geschätzt. Ein Tee aus den Blättern oder der Presssaft aus dem frischen Kraut wurde beispielsweise zur Behandlung von Gicht, rheumatischen Erkrankungen, sowie Nieren- und Blasenleiden verwendet. Heute wird er aufgrund fehlender wissenschaftlicher Belege aber nur noch selten naturheilkundlich genutzt.

Da Giersch aber einen hohen Gehalt an Vitamin C, Provitamin A, Kalium, Flavonoiden und ätherischen Ölen aufweist, wirkt er leicht harntreibend und entwässernd und legt eine stoffwechselanregende, immunsystemfördernde Wirkung nahe.

INHALTSSTOFFE: Provitamin A, Vitamin C, ätherische Öle, Flavonoide, Mineralstoffe, bes. Kalium

VERWENDBARE PFLANZENTEILE: junge Blätter auch in größeren Mengen als Wildgemüse, als Presssaft, getrocknet als Tee, Früchte zum Würzen von Speisen

ANWENDUNGSGEBIETE: Tee und Presssaft als harntreibendes Mittel, allgemein als gesundheitsförderndes Wildgemüse

Rezepte

Giersch
Aegopodium podagraria

TINKTUR ZUR ANREGUNG DES HARNFLUSSES, ZUR BLUTREINIGUNG, ENTGIFTEND:

Frische Gierschblätter, frische Löwenzahnblätter, frische Brennnesselblätter, frische Gundermannblätter zu gleichen Teilen in ein Glas mit Schraubverschluss geben (alle Pflanzen grob zerkleinern), mit Wodka übergießen, sodass alle Pflanzenteile gut bedeckt sind, 10 Tage ziehen lassen, abseihen. Als Frühjahrskur 3 Wochen lang jeden Tag 3 mal 20 Tropfen in einem Glas Wasser einnehmen.

WUNDAUFLAGE BEI GICHT:

Frische zerstoßene, zerquetschte Blätter als direkte Auflage auf das befallene Gichtgelenk legen, mit einer Binde fixieren. Mehrmals am Tag frisch machen. Lindert die Entzündung und die Schmerzen.

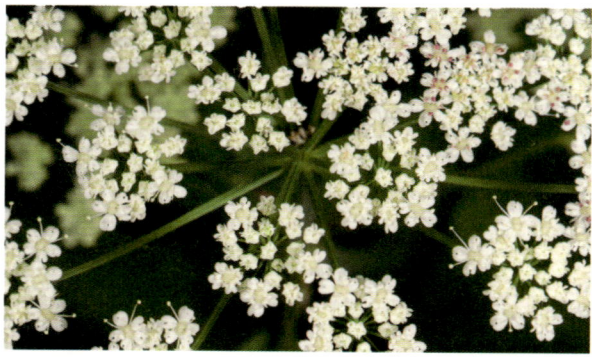

Wenn Sie der Giersch im Garten stört, dann essen Sie ihn einfach auf!

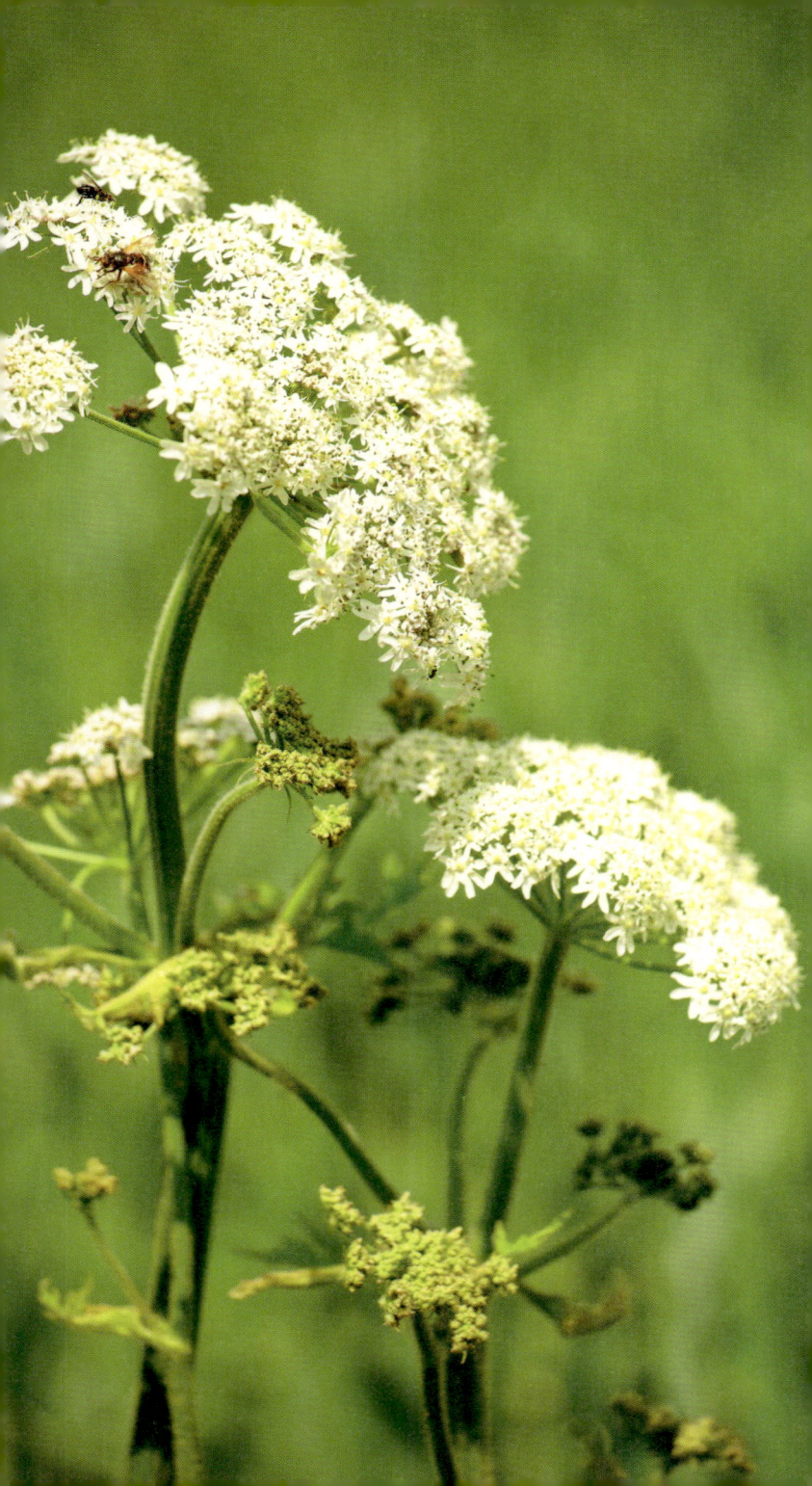

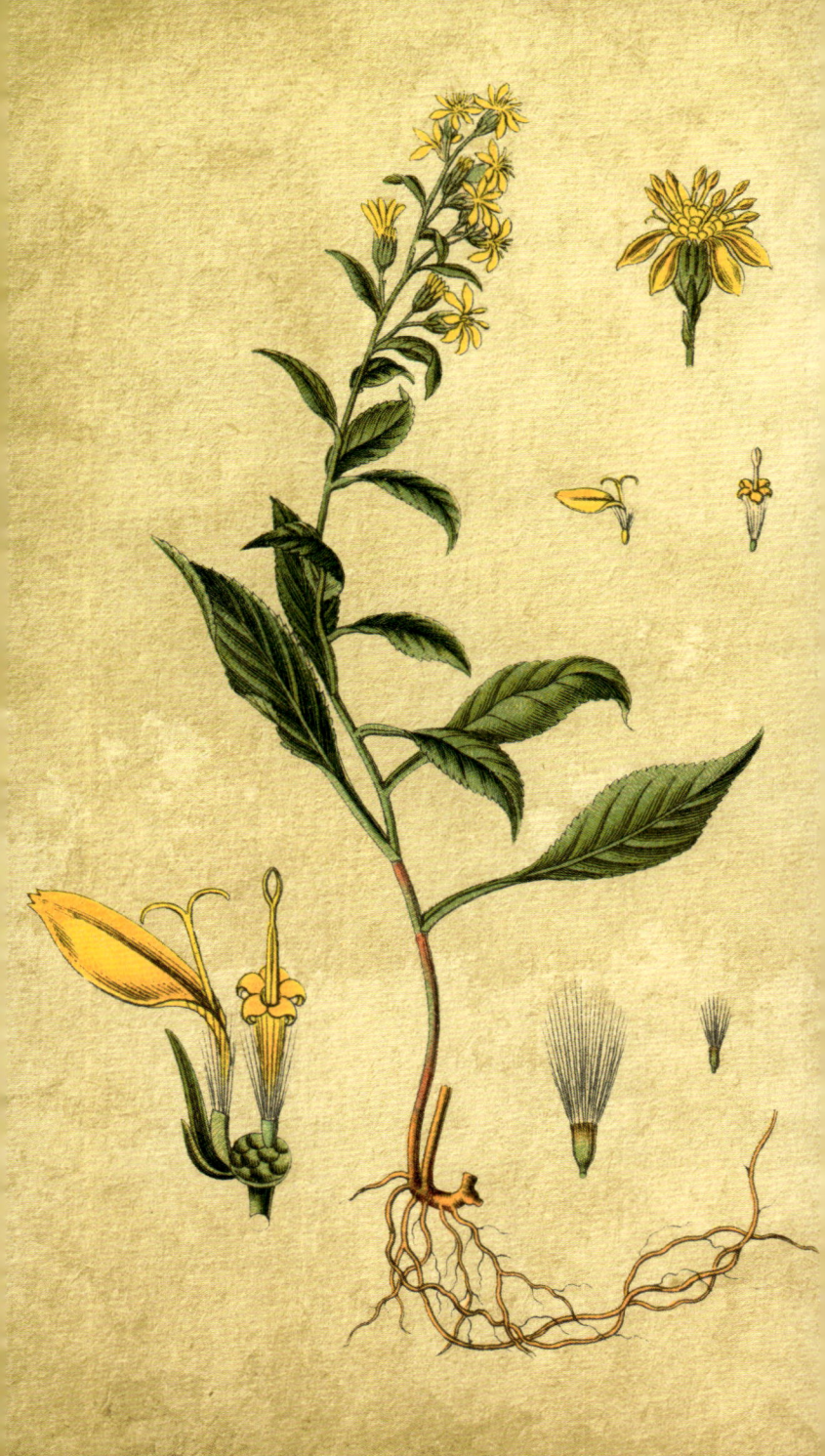

Goldrute

Solidago virgaurea

Die Gewöhnliche Goldrute, auch Echte Goldrute genannt, ist eine gelb blühende Staude aus der Familie der Korbblütler, die Wuchshöhen von bis zu 1 m erreichen kann. Man findet sie an trockenen Standorten auf Waldlichtungen, an Wegrändern und auf Wiesen.

Sie ist seit der Antike als Heilpflanze bekannt, allerdings nutzte man sie zunächst bei der Wundheilung. Früher verwendete man die Goldrute auch zum Färben von Textilien.

Sie wirkt harntreibend, deshalb verwendet man sie heute in erster Linie bei Beschwerden, bei denen eine vermehrte Harnausscheidung erwünscht ist, also bei Nieren- oder Blasenleiden. Sie wirkt außerdem leicht krampflösend, entzündungshemmend und antibakteriell.

Die entzündungshemmende Wirkung kann man etwa bei Halsentzündungen nutzen, indem man einen Tee aus Goldrutenkraut zum Gurgeln verwendet. Äußerlich lässt sich die Goldrute zur Wundheilung und zur Behandlung von Ekzemen nutzen.

Aufgrund der stark harntreibenden Wirkung der Goldrute sollte man darauf achten, bei der Anwendung für eine erhöhte Flüssigkeitszufuhr zu sorgen. Bei verminderter Nierenleistung sollte man eine Anwendung unbedingt mit einem Arzt besprechen.

Das Kraut sollte nicht allzu lange gelagert werden, weil es sonst seine Wirkung verliert.

INHALTSSTOFFE: Glykoside, Gerbstoffe, Flavonoide, Saponide, ätherisches Öl

VERWENDBARE PFLANZENTEILE: Kraut

ANWENDUNGSGEBIETE: Nieren- und Harnwegsbeschwerden, Rheuma

Rezepte

Goldrute
Solidago virgaurea

**TEE ZUR STÄRKUNG DER NIERENFUNKTION BEI NIEREN-
STEINEN, UNTERSTÜTZEND BEI BLASEN- UND HARNWEGS-
INFEKTEN:**

25 g Goldrutenkraut, 25 g Brennnesselkraut, 25 g Odermennig-
kraut, 25 g Hauhechelwurzel ergibt 100 g Teemischung, davon
2 Teelöffel mit 250 ml kochendem Wasser übergießen, 3 Minuten
ziehen lassen, abseihen, 3 Tassen pro Tag trinken.

**TINKTUR ZUR THERAPIE DER NIERE ODER BLASE UND BEI
RHEUMATISCHEN ERKRANKUNGEN:**

30 g getrocknete Goldrute, 30 g getrocknete Brennnesselblätter,
20 g getrocknete Löwenzahnblätter, 20 g getrocknete Mädesüßblüten mit 500 ml Wodka übergießen, 14 Tage stehen lassen,
abseihen, 3 mal täglich 10–15 Tropfen mit einem Glas Wasser
einnehmen.

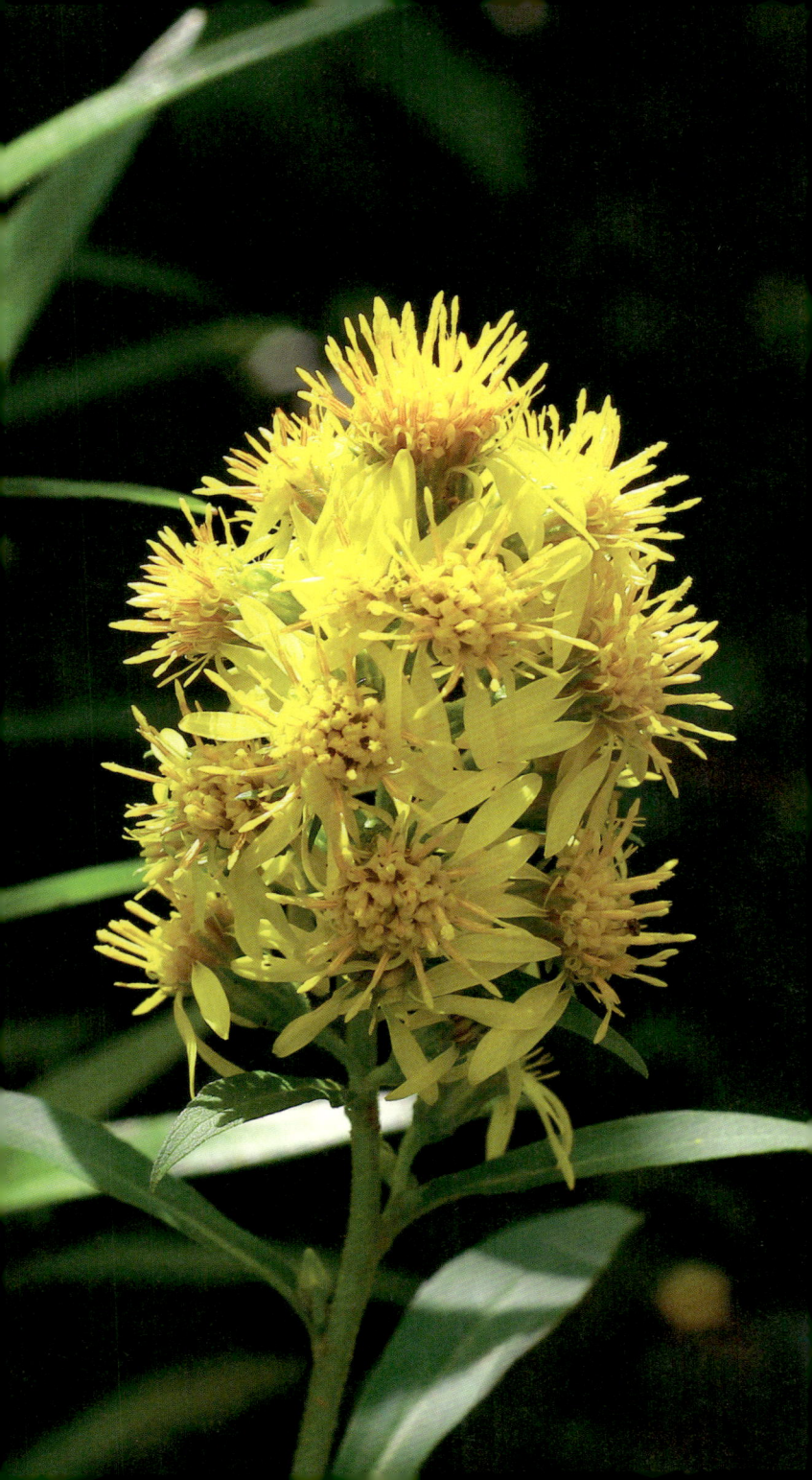

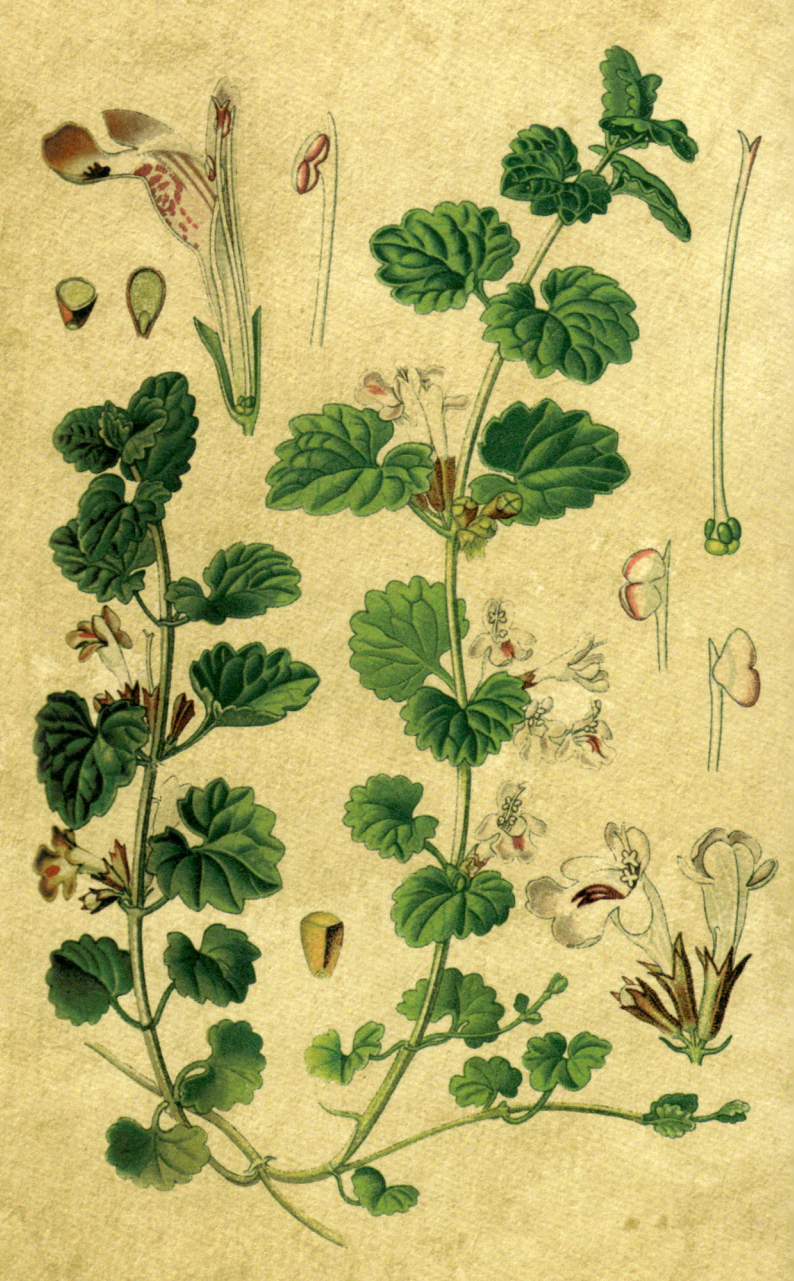

Gundermann
Glechoma hederacea

Der Gundermann, manchmal auch Gundelrebe genannt, gehört zu den Pflanzen, die oft als Unkraut verkannt werden. Die wintergrüne Pflanze aus der Familie der Lippenblütler wächst kriechend und ist im Garten ein guter Bodendecker. Sie blüht duftend blassblau bis lila und ist eigentlich eine schöne Erscheinung.

Im Mittelalter nutzte man den Gundermann als Heilpflanze, Hildegard von Bingen empfahl ihn gegen ganz unterschiedliche Beschwerden wie Ohrenleiden und Kopfschmerzen. Auch Kneipp schätzte seine Wirkung. In der heutigen Medizin spielt er dagegen kaum noch eine Rolle. Dabei hilft er durchaus bei Atemwegserkrankungen und schlecht abheilenden Wunden. Er enthält Gerbstoffe, ätherische Öle, Vitamin C, Kalium und Saponine. Gundermann wirkt schleimlösend, entzündungshemmend, heilend auf Haut und Schleimhäute und ist außerdem harntreibend und damit hilfreich bei Blasen- und Nierenbeschwerden.

In der Küche eignet er sich hervorragend als schmackhafte und würzende Zutat für Salate und Suppen. Mit seinem hohen Gehalt an Vitamin C ist er auch noch ausgesprochen gesund.

Die Blätter können schon im Frühjahr geerntet werden, sie passen gut zu einer entschlackenden Frühjahrskur.

Für Pferde ist der Gundermann giftig.

INHALTSSTOFFE: Sesquiterpene, Gerbstoffe, Saponine, Vitamin C, ätherische Öle

VERWENDBARE PFLANZENTEILE: die oberirdischen Teile, besonders die Blätter

ANWENDUNGSGEBIETE: Atemwegserkrankungen, Wunden

Rezepte

Gundermann
Glechoma hederacea

GUNDELREBENWASSER:

Hilfreich bei unreiner Haut ist Gundelrebenwasser. Dazu eine Handvoll frischer Pflanzen mit 500 ml kochendem Wasser überbrühen, abkühlen lassen und abseihen. Mit Kompressen die Haut betupfen. Im Kühlschrank aufbewahren, das Wasser ist nicht lange haltbar.

VERWENDUNG IN DER KÜCHE:

In der Küche wird der Gundermann im Salat oder zur Grünen Sauce im Frühjahr verwendet. Für den Rohgenuss immer nur die frischen Blätter nehmen, sonst ist der Gundermann zu bitter.

TEE ZUM SCHLEIMLÖSEN, ZUR MAGENSTÄRKUNG UND ZUR UNTERSTÜTZUNG DER NIEREN:

2 Teelöffel Gundermann werden mit 250 ml kochendem Wasser übergossen, 5 Minuten ziehen lassen, abseihen, maximal 3 Tassen pro Tag – eventuell mit Honig süßen.

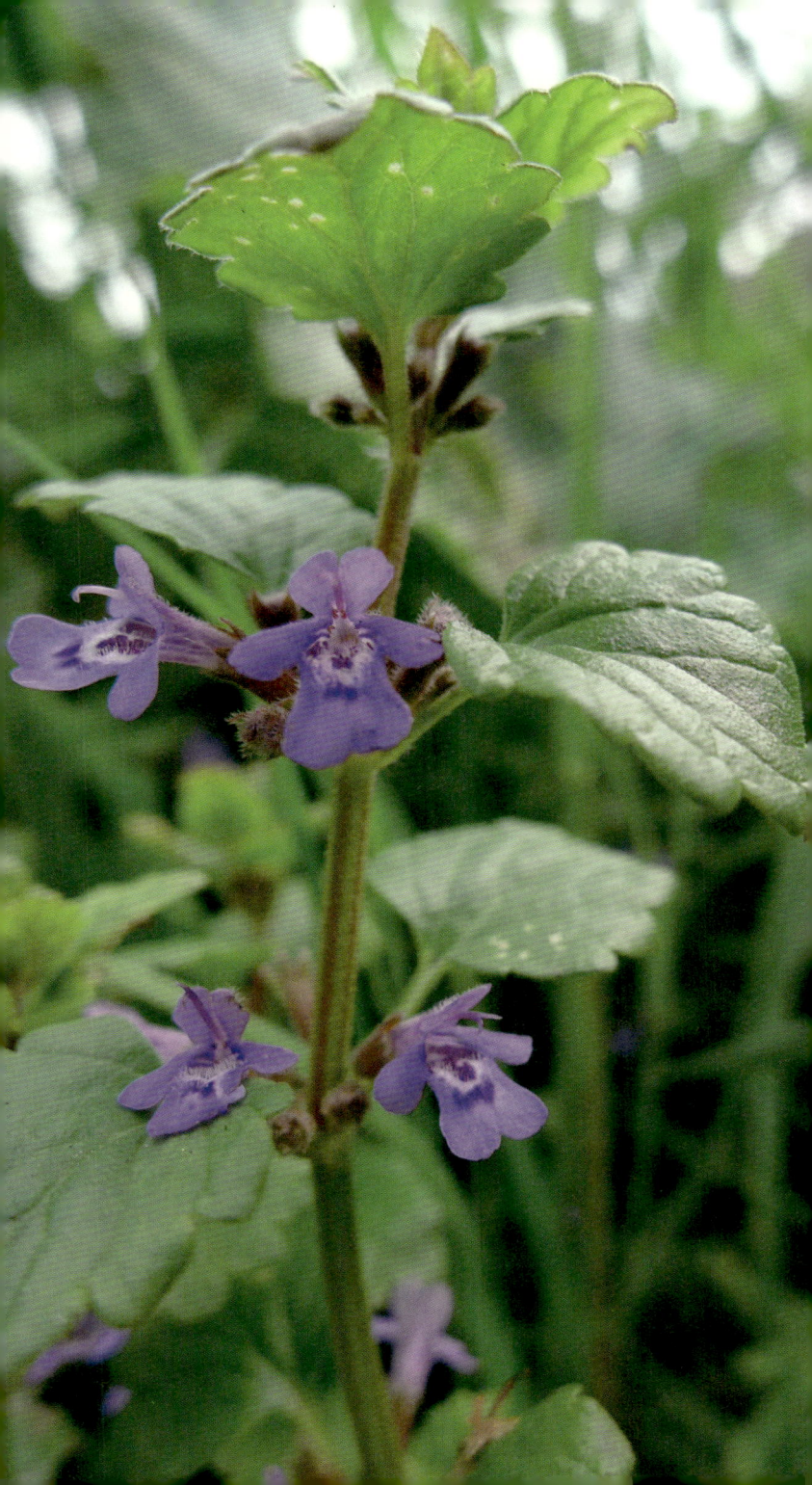

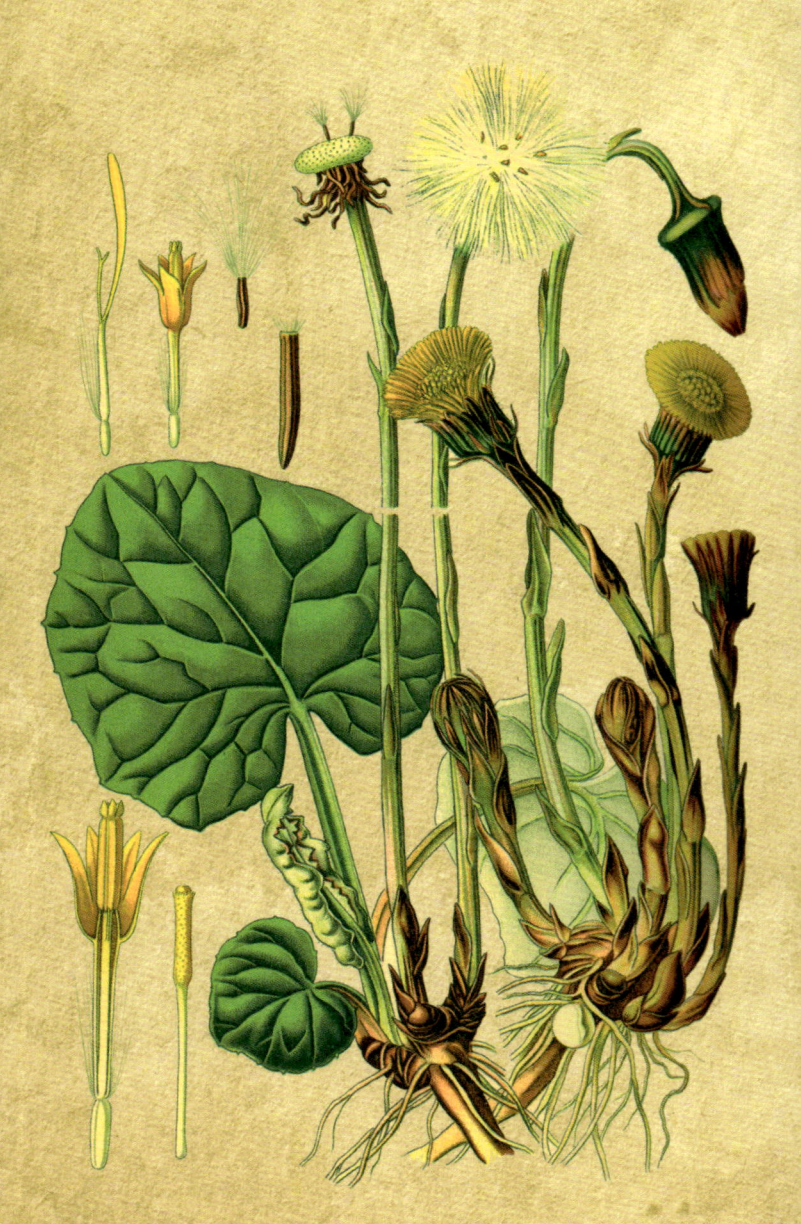

Huflattich
Tussilago farfara

Huflattich gehört zur Familie der Korbblütler. Die mehrjährige Pflanze wird etwa 15 cm hoch, die gelben Blüten erscheinen im Frühjahr. Erst nach der Blüte wachsen die herzförmigen Blätter.

Schon in der Antike nutzte man Huflattich als Heilpflanze gegen Husten. Heute verwendet man Huflattichblätter im Teeaufguss. Die im Huflattich enthaltenen Gerbstoffe verdichten die Schleimhäute, während die ebenfalls vorhandenen Schleimstoffe (Polysaccharide) einen schützenden Film über den gereizten Schleimhäuten erzeugen. Der Hustenreiz wird somit beruhigt. Zusätzlich wirkt Huflattich entzündungshemmend und krampflösend, was bei Asthma und Bronchitis sehr hilfreich sein kann.

HUFLATTICH IST EINE REINE APOTHEKENPFLANZE.

Wie bei vielen Heilpflanzen liegen auch beim Huflattich die nützlichen und die schädlichen Wirkungen nah beieinander. Ursache der schädlichen Wirkung sind die enthaltenen Pyrrolizidinalkaloide, die in der Leber toxisch wirken und krebserregend sein können. Auch bei der Zubereitung als Tee gelangen diese Stoffe in den Aufguss. Vom Selbstsammeln ist deshalb ausdrücklich abzuraten. Grundsätzlich sollte man sich darauf beschränken, Huflattich in der Apotheke zu kaufen, da für den Handel eine strenge Kontrolle des Gehalts an Pyrrolizidinalkaloiden vorgeschrieben ist. Wurzeln und Blüten sollte man keinesfalls verwenden.

INHALTSSTOFFE: Polysaccharide, Inulin, Gerbstoffe, Flavonoide, Triterpene, Zink, Vitamin C

VERWENDBARE PFLANZENTEILE: Blätter

ANWENDUNGSGEBIETE: Husten, Asthma, Bronchitis

Rezepte

Huflattich
Tussilago farfara

TEE BEI HUSTEN UND BRONCHITIS ZUM SCHLEIMLÖSEN, AUSWURFFÖRDERN UND HUSTENSTILLEN:
2 Teelöffel Huflattichblätter mit 1 Teelöffel Thymiankraut und 1 Teelöffel Malvenblüten mit 400 ml kochendem Wasser übergießen, 3 Minuten ziehen lassen, abseihen und pro Tag maximal 3 Tassen trinken, eventuell mit Honig süßen.

AUFGUSS AUS BLÄTTERN BEI SCHMERZENDEN, WUND GELAUFENEN FÜSSEN UND STRAPAZIERTER HAUT, SOWIE BEI AKNE:
2 l Wasser zum Kochen bringen und danach ca. 1 Handvoll Blätter damit übergießen und 5 Minuten ziehen lassen, abseihen. Den Sud entweder als Vollbadzusatz oder als Fußbadzusatz verwenden. Die Haut wird weich und heilt besser ab. Als Kompressenauflage kann auch eine unreine Haut mit dem Sud behandelt werden.

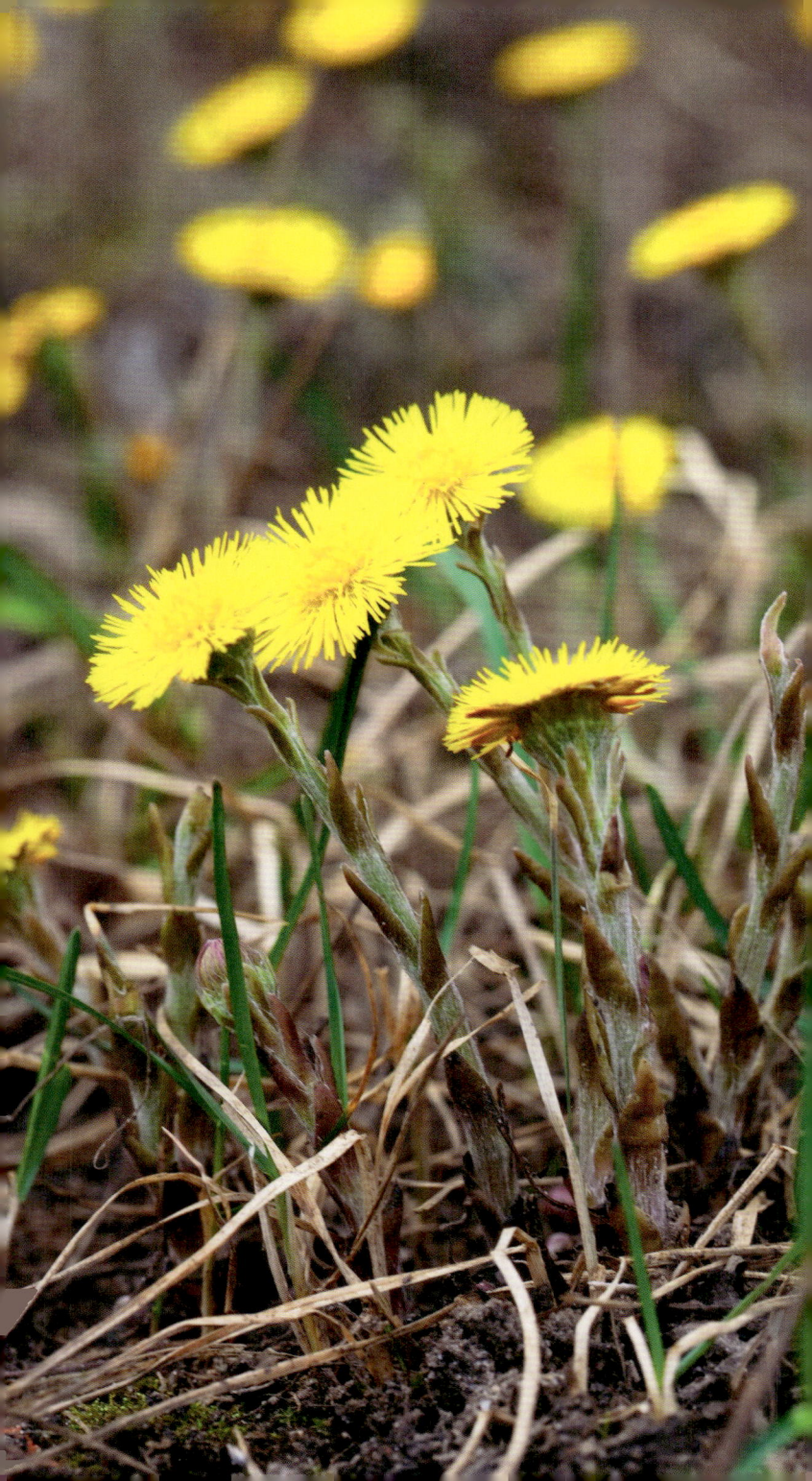

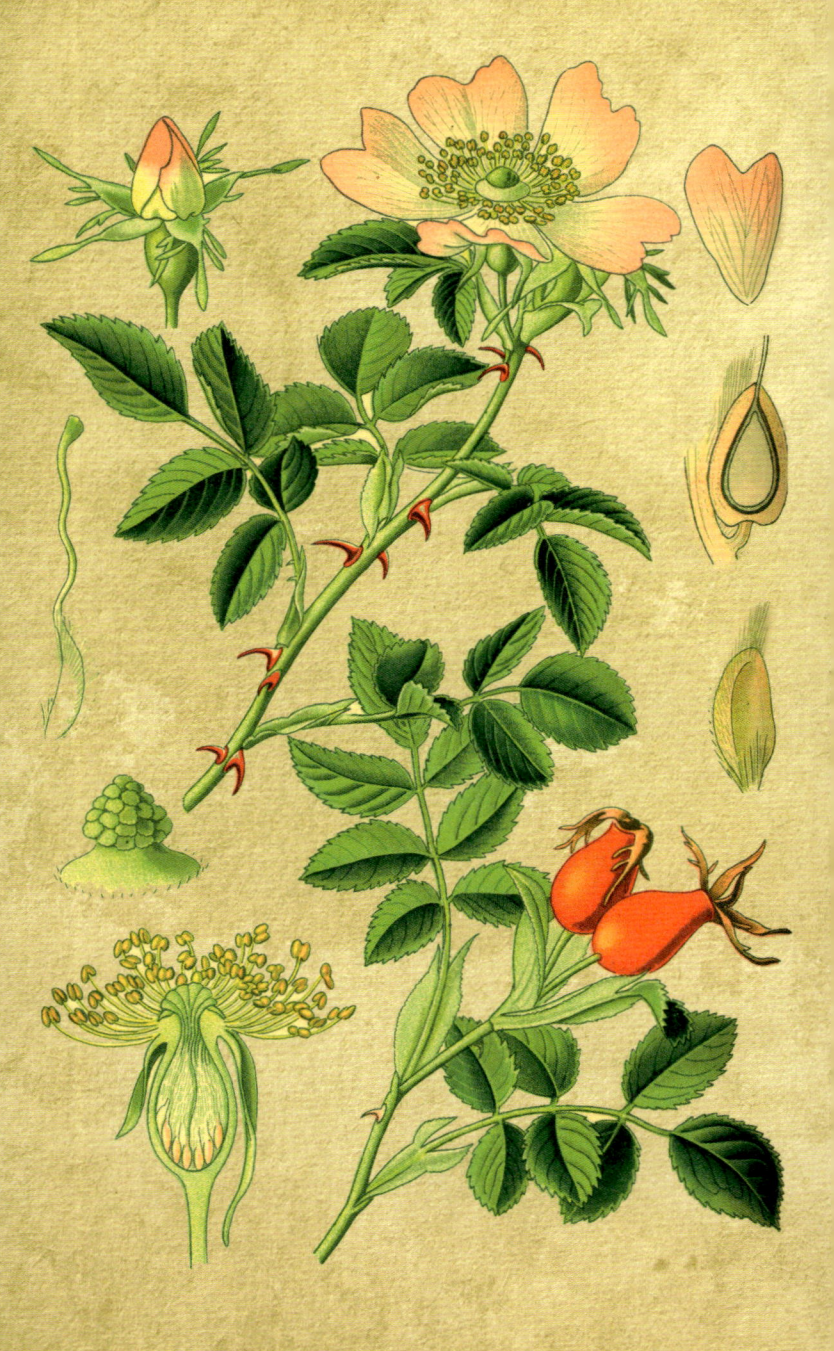

Hundsrose

Rosa canina

Die Hundsrose, auch Heckenrose genannt, ist die am weitesten verbreitete Wildrose in unseren Breiten. Sie bildet an sonnigen, nährstoffreichen Standorten einen dornigen Strauch, der Wuchshöhen von bis zu 3 m erreichen kann. Die Blüten sind im Gegensatz zu den Zuchtrosen nicht gefüllt und meistens weiß bis rosafarben. Nach der Blüte bildet die Pflanze im Herbst ovale rote Früchte aus, die Hagebutten.

Diese wirken leicht abführend und harntreibend, weshalb sie bei Blasenentzündungen und Nierenleiden angewendet werden können. Sie regulieren außerdem die Verdauung und sind bei Verstopfung hilfreich.

Wenn die Hagebutten im Spätherbst reif sind, kommen sie mit ihrem hohen Gehalt an Vitamin C gerade rechtzeitig für die Erkältungssaison. Sie sind wahre Vitamin-C-Bomben, allerdings nur, wenn sie roh und frisch gegessen werden. Hagebutten enthalten auch den roten Stoff Lycopin, ein Antioxidans, das sogenannte Freie Radikale unschädlich macht. Ein weiterer Inhaltsstoff ist Galaktolipid, von dem man annimmt, dass er den Aufbau von Knorpel unterstützt und somit vorbeugend gegen Arthrose wirkt.

Frische Hagebutten eignen sich bestens zur Stärkung des Immunsystems, zur Vorbeugung gegen Erkältungen oder als Teil einer Frühjahrskur.

Hagebuttenkernöl lässt sich für kosmetische Zwecke verwenden, zum Beispiel zur Hautpflege.

INHALTSSTOFFE: Vitamin C, Gerbstoffe, Carotin, Pektin, Lycopin, Mineralstoffe

VERWENDBARE PFLANZENTEILE: Hagebutten, Blütenblätter

ANWENDUNGSGEBIETE: Erkältungen, Blasen- oder Nierenleiden, Rheuma, Gicht

Rezepte

Hundsrose
Rosa canina

KERNLESTEE:

Die Hagebuttenfrüchte werden durch die Flotte Lotte getrieben,
damit sich die Kerne vom Fruchtfleisch lösen, die Haare müssen
entfernt werden, da sie die Haut und Schleimhäute extrem reizen.
Die Kerne werden ca. 10 Minuten gekocht, der Tee bekommt
eine goldgelbe Farbe. Pro Tag 3 Tassen trinken. Dies erhöht die
Urinmenge und hilft bei Fieber, um zu schwitzen.
Die Früchte enthalten sehr viel Vitamin C, das auch gut hitzestabil
ist. Deshalb trinkt man im Winter zur Versorgung mit Vitamin C
Hagebuttenfrüchtetee.

**GESICHTSMASKE BEI TROCKENER HAUT UND/ODER IM
WINTER BEI TROCKENER LUFT ZUR PFLEGE DER GESICHTS-
HAUT:**

Die Früchte ohne Kerne und Haare werden roh püriert und auf
die Haut aufgetragen. Die Maske eine Stunde einwirken lassen
und wieder gründlich abspülen. Mit einem Hagebuttentee kann
man auch eine Kompresse tränken und sie auf die Haut auflegen –
dies wirkt nicht ganz so gut wie die Früchtemaske, hilft aber auch.

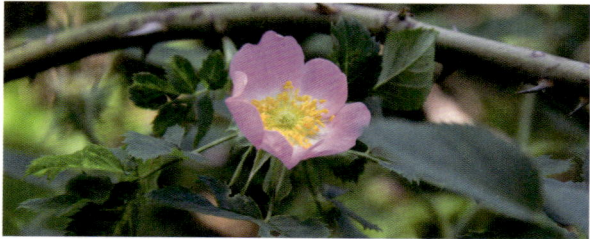

Die Hundsrose ist die am weitesten verbreitete Wildrose.

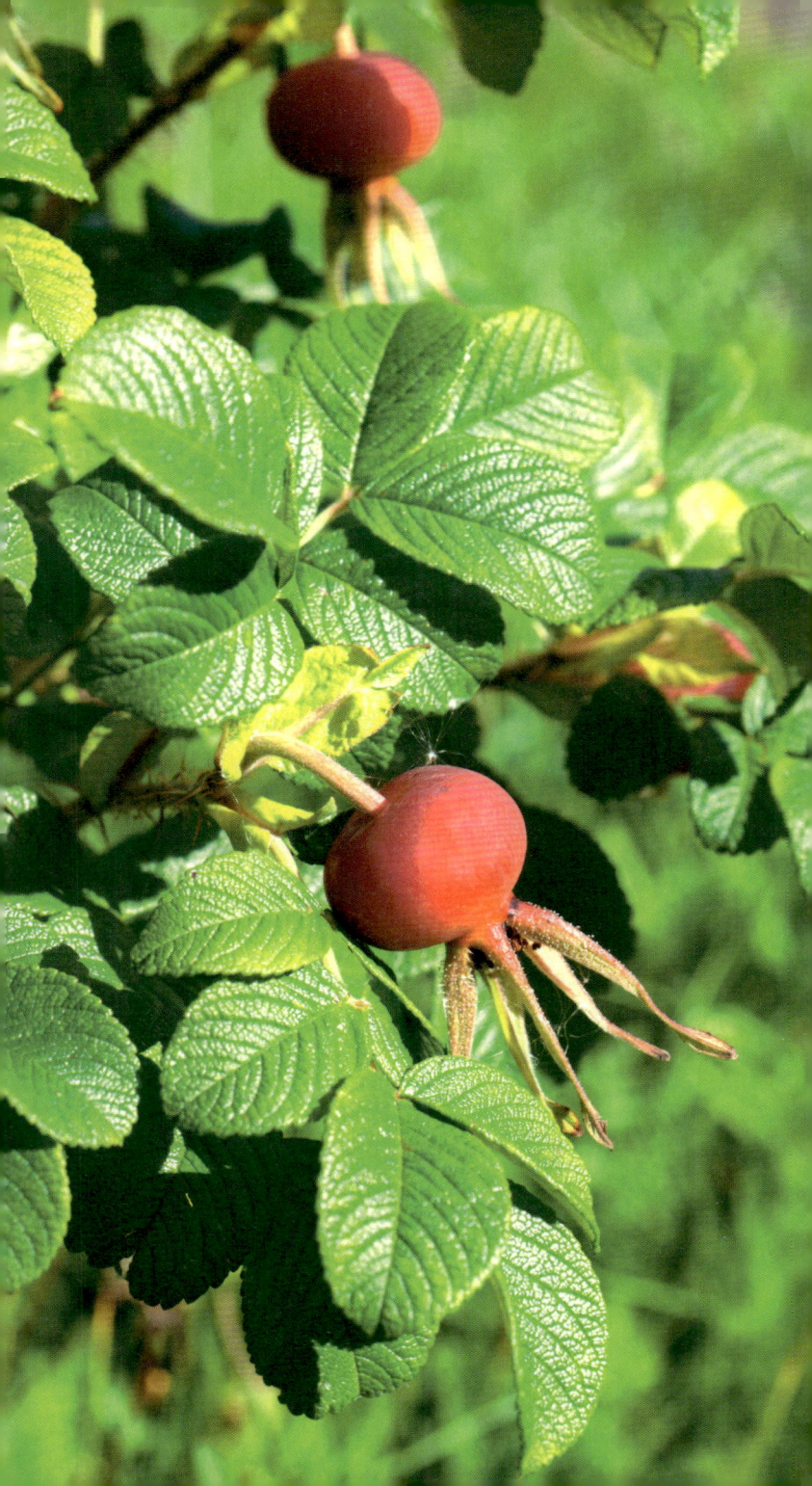

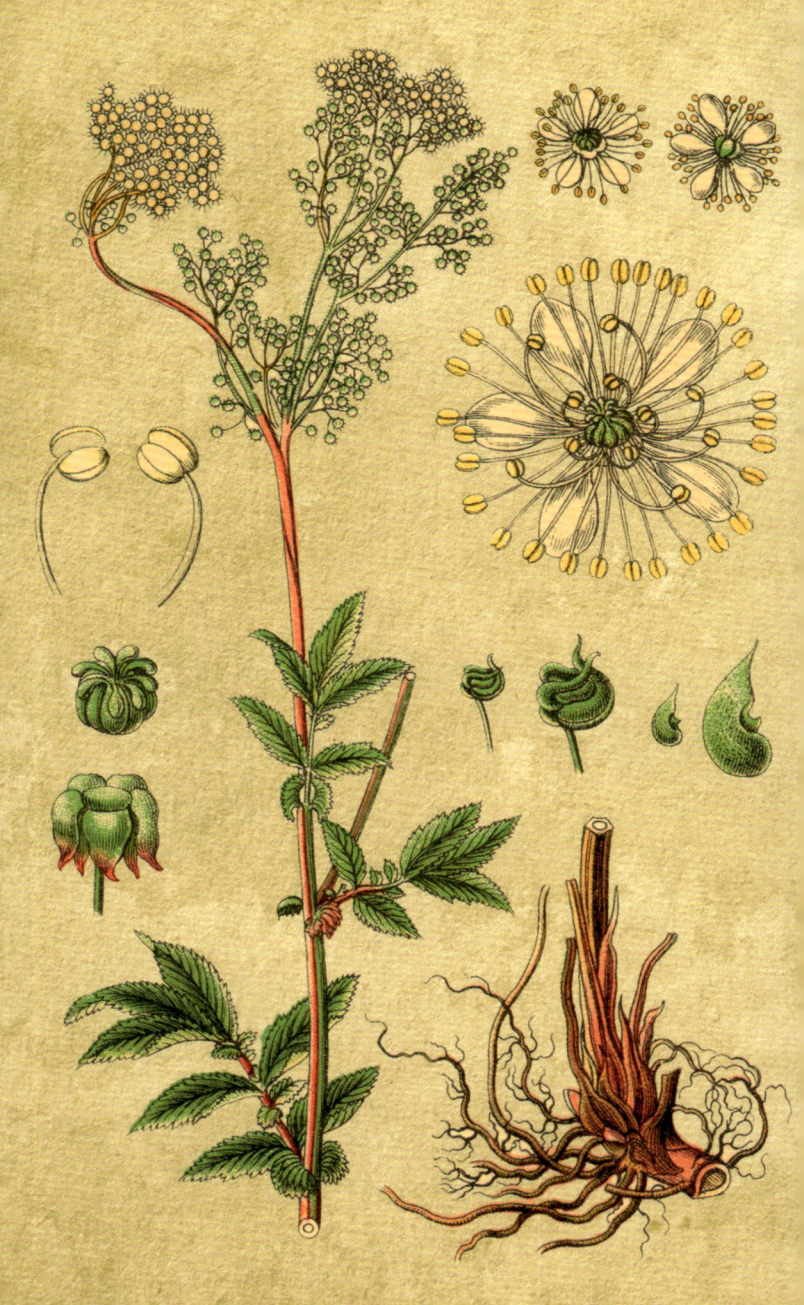

Mädesüß

Filipendula ulmaria

Wenn ab Juni auf feuchten, sumpfigen Wiesen oder nassen Gräben das Echte Mädesüß über dem Gras blüht, liegt beinah ein süßer Duft in der Luft. Von Weitem zu erkennen, überziehen dann die gelblich-weißen, dichten Blütenrispen größere Flächen. Bis 1,50 m groß wird die mehrjährige Staude, deren kantiger Stängel oft rot überlaufen ist.

Traditionell wurden Mädesüßblüten zum Aromatisieren von Honigwein verwendet, dem Met, woher wohl auch der deutsche Name stammt (»Met-Süße«).

Als alte Heilpflanze wurde Mädesüß bei Rheuma und Gicht, aber auch gegen Erkältungen, Fieber, Gelenk- und Kopfschmerzen verwendet. Mädesüß-Tee aus den oberen Triebspitzen mit Blättern und Blüten soll harn- und schweißtreibend sowie schmerzstillend und fiebersenkend wirken.

Interessant sind daher die arzneilich wirksamen Inhaltsstoffe der Pflanze. Denn genau wie Weidenrinde enthält Mädesüß Salicylsäure. Bevor diese künstlich hergestellt werden konnte, wurde sie aus den Blütenknospen extrahiert und als entzündungshemmendes Medikament verwendet, das aber starke Nebenwirkungen nach sich zog. Ab Ende des 19. Jhd. konnte Salicylsäure synthetisch hergestellt werden und erwies sich in ihrer chemisch veränderten Form – der berühmten Acetylsalicylsäure – als besser verträglich.

INHALTSSTOFFE: Salicylsäureverbindungen, Flavonoide, Gerbstoffe, ätherisches Öl

VERWENDBARE PFLANZENTEILE: die Blüten mit Knospen und oberen Blättern als Tee und zum Aromatisieren von Süßspeisen und Getränken

ANWENDUNGSGEBIETE: Tee hat harn- und schweißtreibende Wirkung, bei fiebrigen Erkältungen, Rheuma, Gicht.

Rezepte

Mädesüß
Filipendula ulmaria

TEE ZUR BLUTREINIGUNG, ERHÖHUNG DER HARNMENGE, BEI KOPFSCHMERZEN, LEICHTER MIGRÄNE:

1 Teelöffel Mädesüßblüten, 2 Teelöffel Brennnesselblätter, 1 Teelöffel Löwenzahnblätter mit 250 ml kochendem Wasser überbrühen, 3–5 Minuten ziehen lassen. Pro Tag 2–3 Tassen trinken entweder als kurmäßige Anwendung zur Blutreinigung oder bei Schmerzen nur bei Bedarf.

LOTION ZUR KLÄRUNG DER GESICHTSHAUT:

1 Handvoll Mädesüßblüten und 1 Handvoll Hamamelisblätter aus der Apotheke mit 500 ml kochendem Wasser überbrühen und abkühlen lassen, danach abseihen. In Flaschen abfüllen und im Kühlschrank aufbewahren, doch hält sie sich nicht sehr lange. Die Gesichtshaut damit einmal pro Tag reinigen.

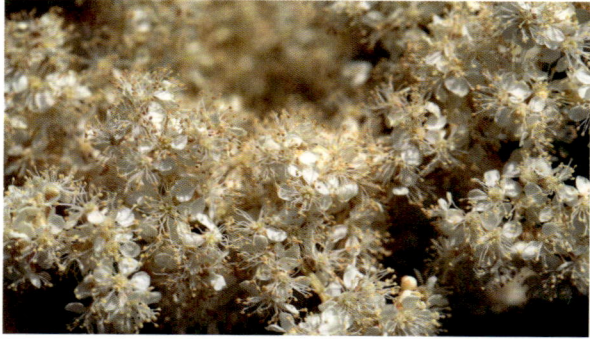

Das Echte Mädesüß wird in der Naturheilkunde und in der Wildkräuterküche verwendet.

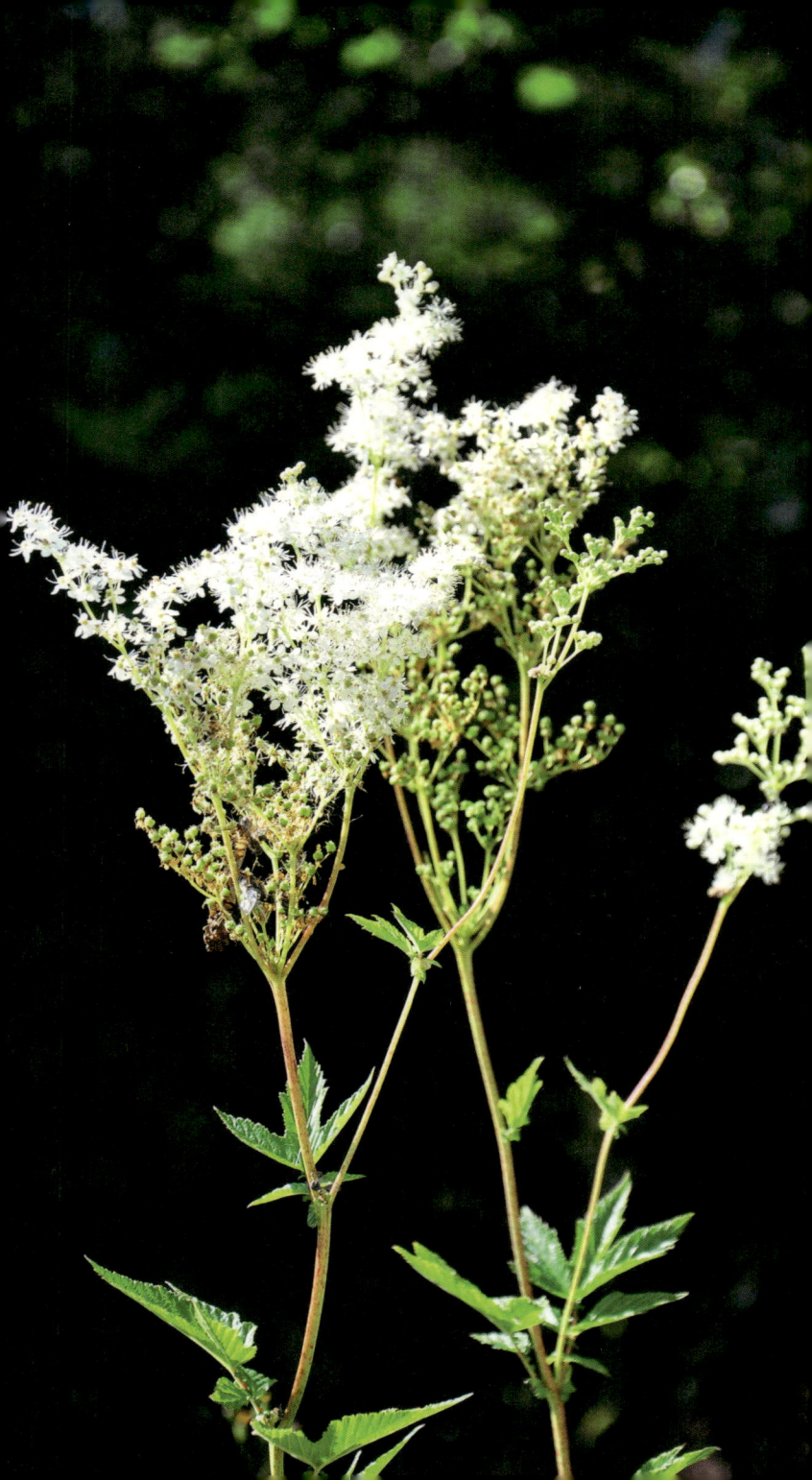

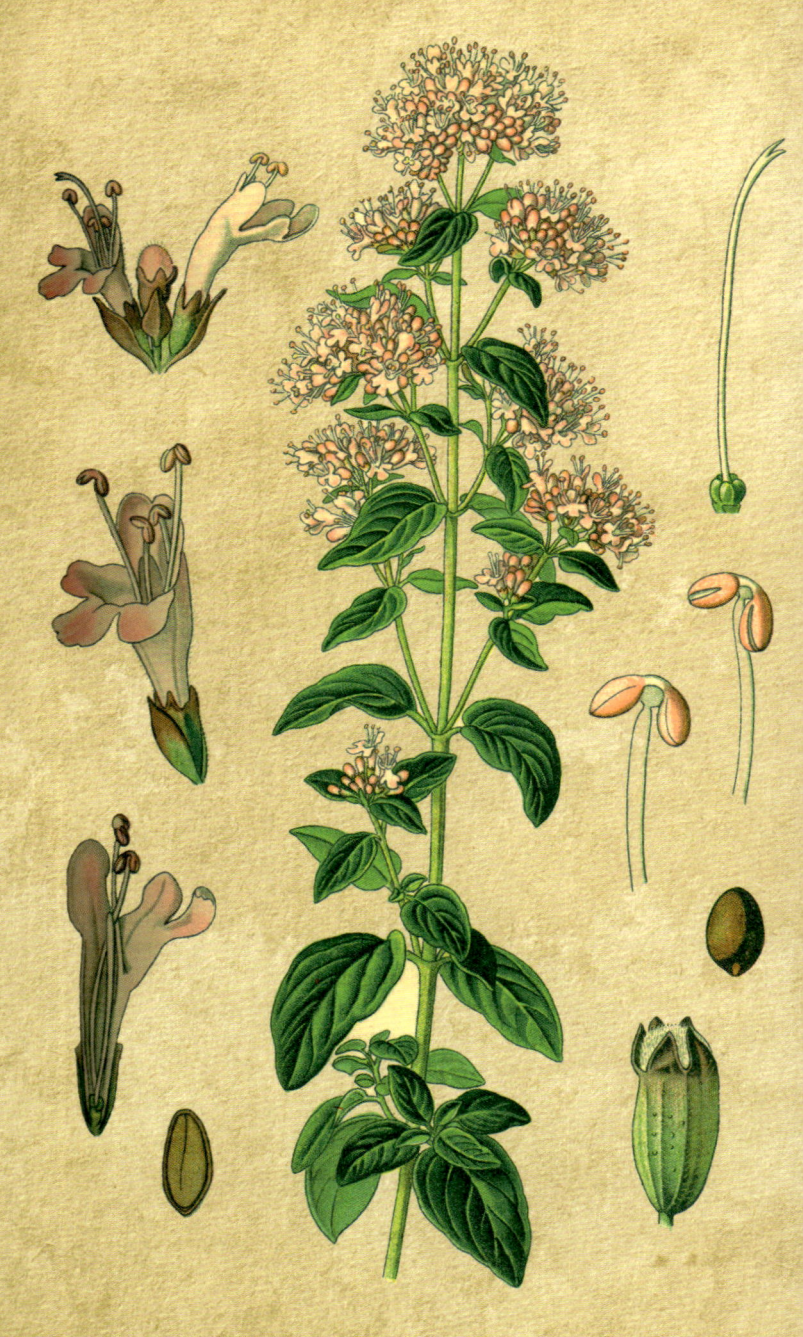

Oregano

Origanum vulgare

Oregano wird auch als Wilder Dost oder Wilder Majoran bezeichnet und war in früheren Zeiten ein bewährtes Heilkraut bei leichten Magen-Darm-Beschwerden. Mittlerweile ist er den meisten aber wohl bekannt als beliebtes mediterranes (Pizza-)Gewürz unter dem Namen Oregano. Sie ist eine widerstandsfähige Staude, die sich durch zahlreiche Samen wie auch unterirdische Ausläufer ausbreitet. In der Hauptblütezeit von Juli bis August locken seine doldenförmigen Blütenstände mit ihren zart violetten, nektarreichen Blüten unzählige Insekten an, wie z.B. Schmetterlinge. Der Name »Dost« deutet als alte Bezeichnung für Busch oder Strauß auf eben diese buschigen Blütenstände hin.

Wie alle Lippenblütler besitzt der Oregano einen vierkantigen Stängel und kreuzgegenständige Blätter, die beim Zerreiben sein würziges Aroma entfalten. Besonders bei Wärme und Sonneneinstrahlung werden in der Pflanze ätherische Öle, wie zum Beispiel Carvacrol, produziert, die ihr das typische Oregano-Aroma verleihen und entzündungshemmend wirken.

Zum Würzen von Speisen können sowohl die jungen, noch zarten Triebe im Frühjahr genutzt werden als auch im Sommer die gesamte Pflanze mitsamt der Blüten.

Bei leichten, krampfartigen Magen-Darm-Beschwerden eignet sich ein Tee aus dem getrockneten blühenden Kraut. Reines Oreganoöl findet darüber hinaus aufgrund seiner antibakteriellen, heilungsfördernden Wirkung Anwendung in der Naturheilkunde.

INHALTSSTOFFE: ätherische Öle (u.a. Carvacrol und Thymol), Gerbstoffe und in geringem Maße Bitterstoffe

VERWENDBARE PFLANZENTEILE: die jungen Triebe als Gewürz, das blühende Kraut als Gewürz und Tee

ANWENDUNGSGEBIETE: Der Tee wirkt entspannend bei leichten Magen-Darm-Beschwerden.

Rezepte

Oregano
Origanum vulgare

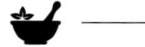

TEE ZUR STÄRKUNG DES MAGENS UND GEGEN BLÄHUNGEN:
1 Teelöffel Oreganokraut, 1 Teelöffel Pfefferminze, ½ Teelöffel
Kalmuswurzel aus der Apotheke mit 250 ml kochendem Wasser
übergießen, 3 Minuten ziehen lassen, abseihen. 2 Tassen pro Tag
trinken. Der Kalmus wirkt hervorragend auf den Magen, hat aber
eine leicht adstringierende Wirkung auf die Mundschleimhaut,
dies ist spürbar.

**TEE ZUM INHALIEREN UND ALS GURGELMITTEL BEI
KRAMPFARTIGEM HUSTEN UND BEI MUNDSCHLEIMHAUT-
PROBLEMEN:**
3 Esslöffel Oreagno mit 250 ml kochendem Wasser übergießen,
3 Minuten ziehen lassen, mehrmals täglich gurgeln, kann ge-
schluckt werden, aber besser ausspucken, um den Bakterienbesatz
zu verringern. Zum Inhalieren den Kopf mit einem Handtuch
darüber direkt über den frisch aufgebrühten Tee hängen und solange einatmen, bis kein Dampf mehr aufsteigt. Mehrmals täglich
frisch aufbrühen und inhalieren.

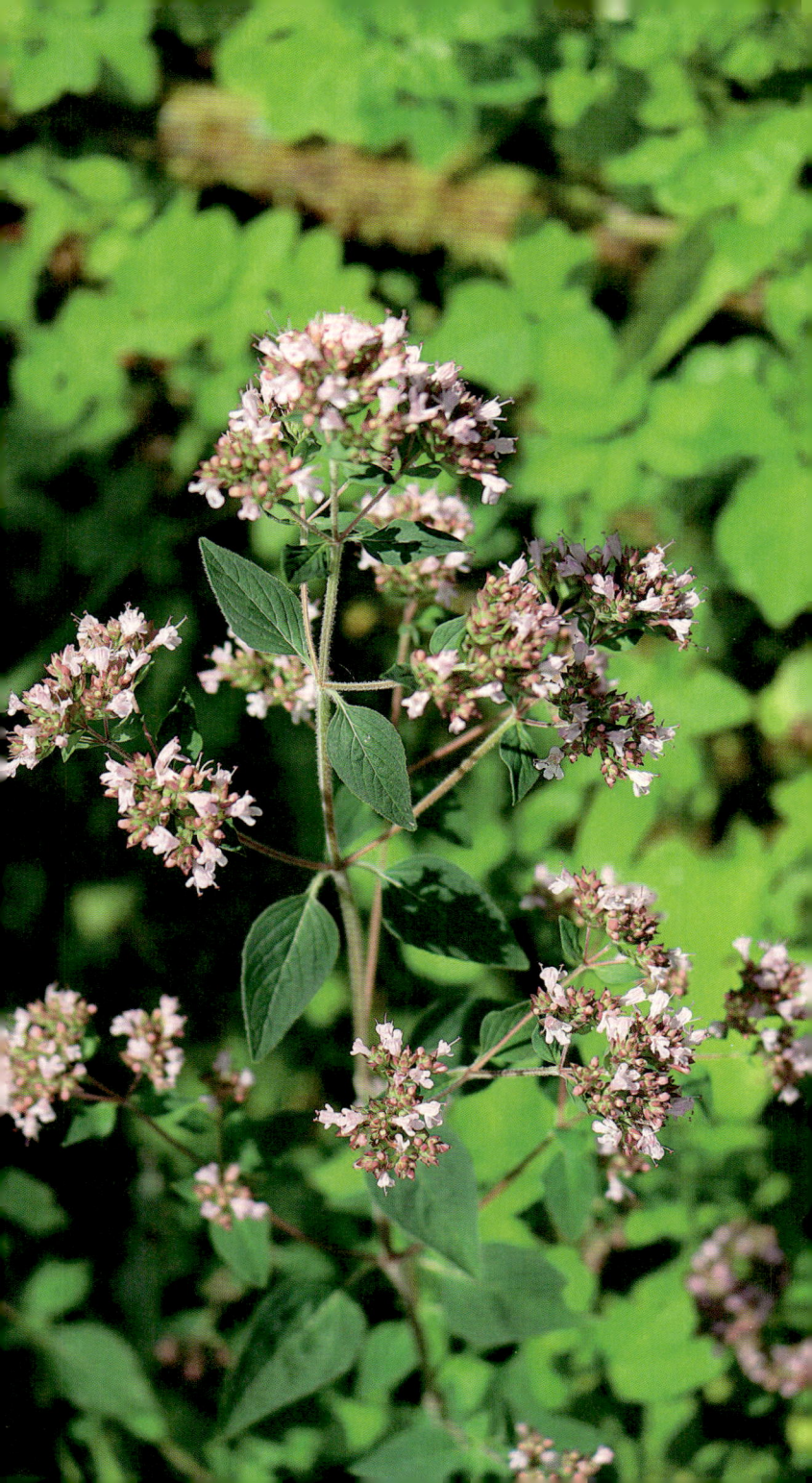

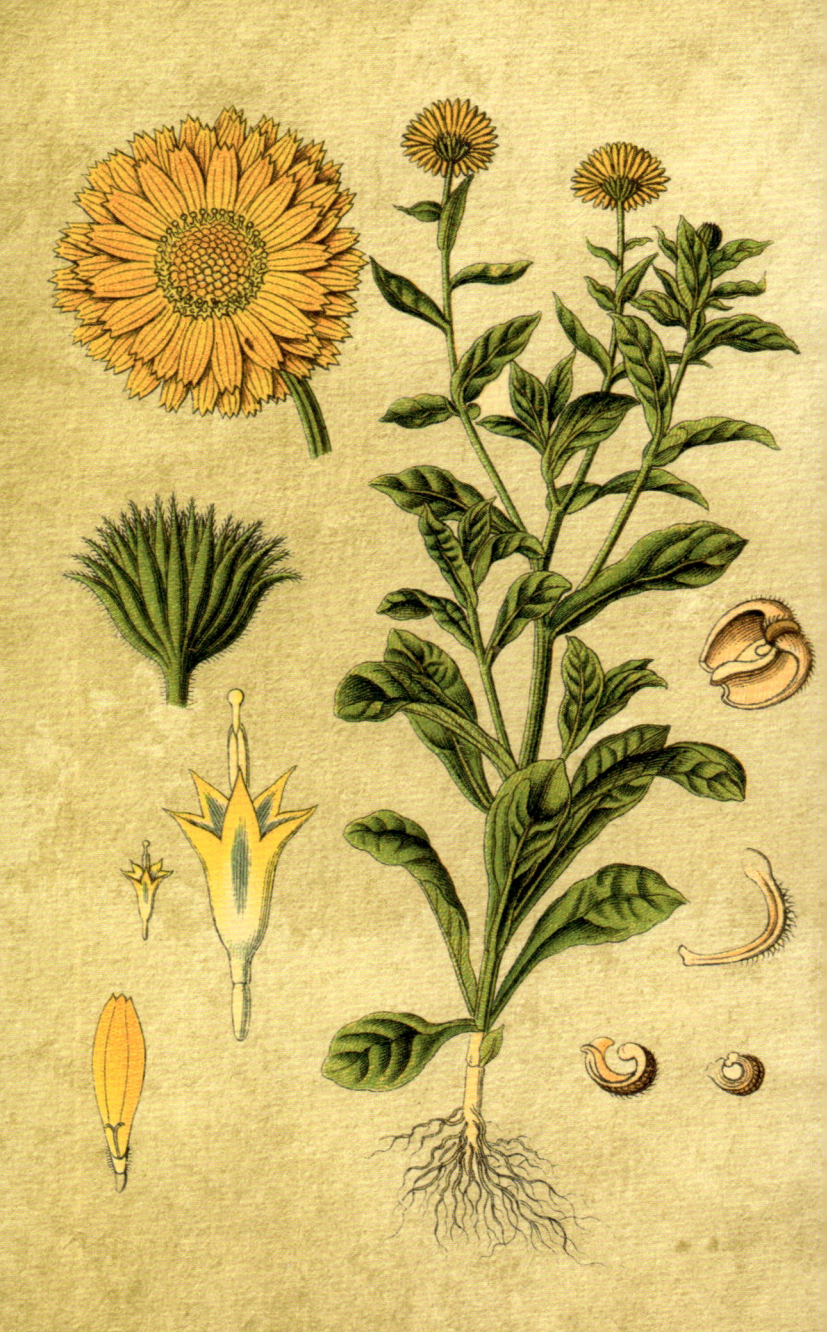

Ringelblume
Calendula officinalis

Die Ringelblume entstammt der Familie der Korbblütler, wird bis zu 50 cm hoch und ist einjährig.

Ihre leuchtend gelben bis orangefarbenen Zungenblüten strahlen den ganzen Sommer über. Die Blüten öffnen sich jeden Morgen und schließen sich abends wieder. Bleiben sie morgens verschlossen, so wird es Regen geben. An Regentagen bleiben sie ganz geschlossen.

Schon seit dem Mittelalter schätzt man sie als Medizinpflanze wegen ihrer hohen Wirksamkeit bei der Wundheilung. Salben aus Schweineschmalz und Ringelblumen gehörten zu den wichtigsten Heilmitteln der Klostermedizin.

Verwendet werden immer die getrockneten Blüten. Die Ringelblume wirkt entzündungshemmend, antimikrobiell, krampflösend, abschwellend, adstringierend, schweißtreibend und schmerzlindernd. Sie aktiviert das Immunsystem und die Wundheilung, und sie regt Galle und Lymphdrüsen an.

Ringelblumen können bei einer Vielzahl von Beschwerden eingesetzt werden, am wichtigsten sind sie allerdings für die Wundheilung. Sie sind Bestandteil vieler Heilsalben. Sie helfen bei Sportverletzungen, Entzündungen der Schleimhaut in Mund und Rachen.

Ob sie bei einer Krebsbehandlung wirksam vor Schäden durch Strahlentherapie schützen kann, wird noch untersucht.

INHALTSSTOFFE: Triterpensaponine, Flavonoide, Carotine, ätherisches Öl, Cumarine

VERWENDBARE PFLANZENTEILE: Blüten

ANWENDUNGSGEBIETE: Wundheilung, Verbrennungen, Erfrierungen, Prellungen, Zahnfleischentzündungen, Halsentzündungen, Thrombose

Rezepte

Ringelblume
Calendula officinalis

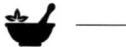

RINGELBLUMENÖL ZUM EINREIBEN VON TROCKENEN, RISSIGEN HAUTSTELLEN UND ZUR WUNDHEILUNG:

Ein Schraubglas mit den abgezupften Blütenblättchen von Ringelblumen füllen, Olivenöl darübergeben, dabei darauf achten, dass die Blüten immer mit Öl bedeckt sind. Die Mischung 6 Wochen an der Sonne stehen lassen, abseihen und das Öl verwenden. Damit es nicht ranzig wird und länger hält, im Kühlschrank aufbewahren.

TINKTUR ALS ÄUSSERLICHES DESINFEKTIONS- UND WUND-MITTEL, Z.B. BEI NAGELBETTENTZÜNDUNGEN, ALS ZUSATZ IN EINER VENENSALBE ZUM EINREIBEN, ALS GURGELMIT-TEL VERDÜNNT MIT WASSER BEI ENTZÜNDUNGEN DER MUNDSCHLEIMHAUT UND DES ZAHNFLEISCHS:

Die abgezupften Blütenblättchen mit so viel Wodka übergießen, dass alle mit Alkohol bedeckt sind. 10 Tage ziehen lassen, abseihen und verwenden.

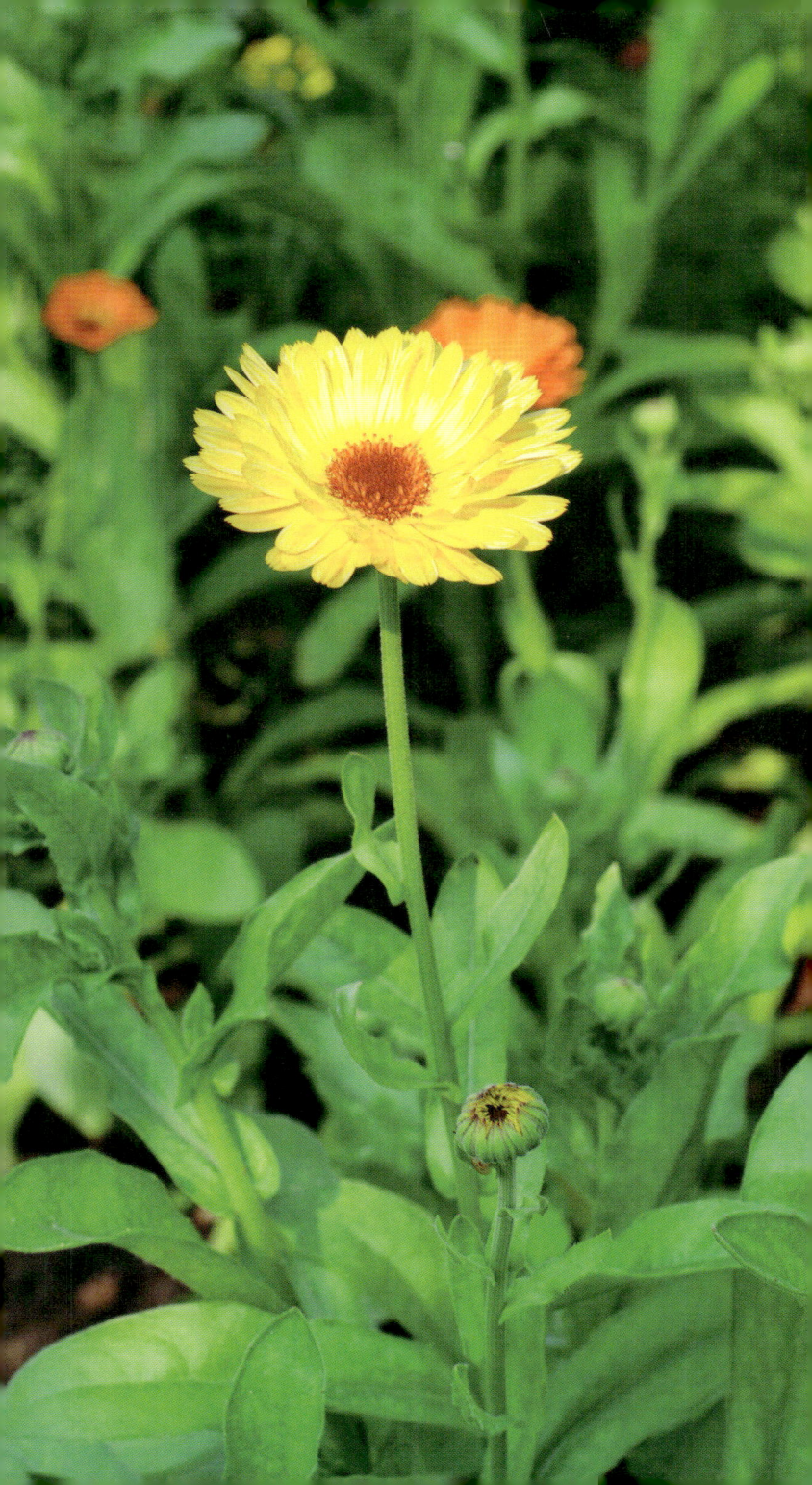

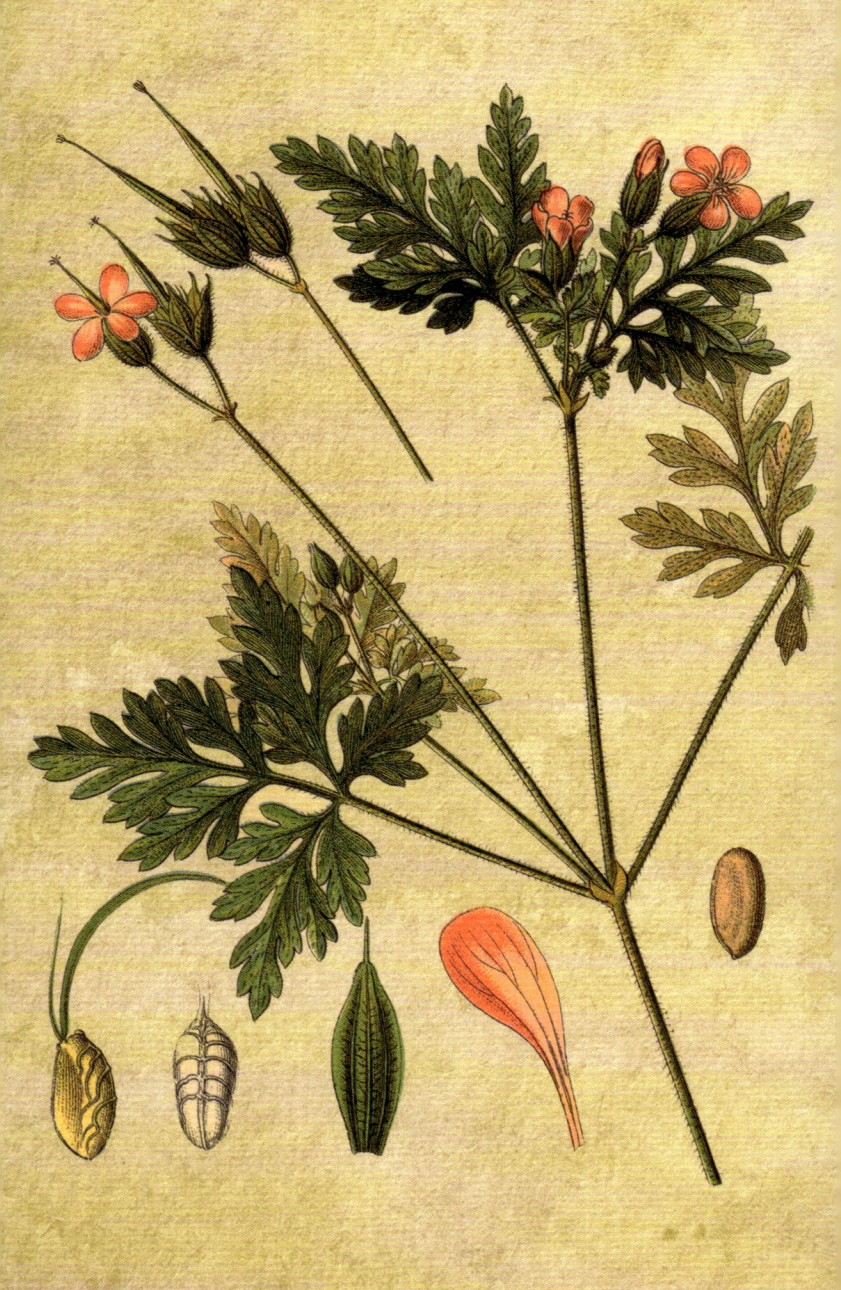

Ruprechtskraut
Geranium robertianum

Das Ruprechtskraut ist auch unter dem wenig schmeichelhaften Namen Stinkender Storchschnabel bekannt. Durch seinen Gehalt an ätherischem Öl verströmt es einen markanten Geruch. Den intensiven Geruch hat das Ruprechtskraut mit vielen seiner Verwandten aus der Familie der Storchschnabelgewächse gemeinsam. Zu dieser Familie zählt auch die vielleicht beliebteste aller Zierpflanzen, die Geranie.

Das Ruprechtskraut wird 20 bis 40 cm hoch und blüht rosafarben. Nach der Blüte bildet die Pflanze eine Frucht, die an einen Schnabel erinnert, daher der Name.

Das Ruprechtskraut war bereits im Mittelalter als Heilpflanze bekannt und geschätzt. Hildegard von Bingen empfahl zur Förderung der Gesundheit, den Geruch der Pflanze täglich einzuatmen.

Auch wenn die Wissenschaft eine Wirkung, die über das Übliche einer Gerbstoffdroge hinausgeht, bezweifelt, zählt das Ruprechtskraut in der Naturheilkunde noch immer zu den geschätzten Heilpflanzen.

Dank ihres Gehalts an Gerbstoffen wirkt die Pflanze adstringierend und entzündungshemmend und hilft so bei der Wundheilung. Auch bei Durchfall und Schleimhautentzündungen im Magen-Darm-Bereich und im Mund wird das Ruprechtskraut angewandt. Es entgiftet und wirkt blutreinigend, es aktiviert die Lymphdrüsen und ist antimikrobiell. Darüber hinaus wirkt es leicht harntreibend. Äußerlich kann es bei Ekzemen und Hämorrhoiden verwendet werden. Häufig wird stillenden Müttern mit entzündeten Brustwarzen empfohlen, am besten den frischen Pflanzensaft zu verwenden.

INHALTSSTOFFE: Bitterstoffe, Gerbstoffe, Flavonoide, ätherisches Öl

VERWENDBARE PFLANZENTEILE: Kraut, Wurzel

ANWENDUNGSGEBIETE: Ekzeme, Entzündungen, Schleimhautentzündungen, Durchfall, Hämorrhoiden

Rezepte

Ruprechtskraut
Geranium robertianum

KRÄUTERMASKE BEI VERSCHIEDENEN HAUTERKRANKUNGEN, EKZEMEN, FLECHTEN (DAS SIND BESTIMMTE HAUTPILZE), BEI NÄSSENDEN WUNDEN:

Die frischen Blätter oder der Pflanzensaft aus der ganzen Pflanze werden direkt aufgelegt. Man kann aber auch die Blätter in Olivenöl einlegen und 3 Wochen an der Sonne ziehen lassen. Das Öl mit Hafermehl vermischen und als Maske oder Auflage auflegen. Die Mischung ist im Kühlschrank ca. 4 Wochen haltbar.

TEE ZUR ANREGUNG DER LYMPHGEFÄSSE, BEI CHRONISCHEN DARMENTZÜNDUNGEN, BEI UNERFÜLLTEM KINDERWUNSCH:

1 Teelöffel frisches oder getrocknetes Kraut mit 250 ml kochendem Wasser übergießen, 5 Minuten ziehen lassen, 2 Tassen pro Tag vor den Mahlzeiten trinken.

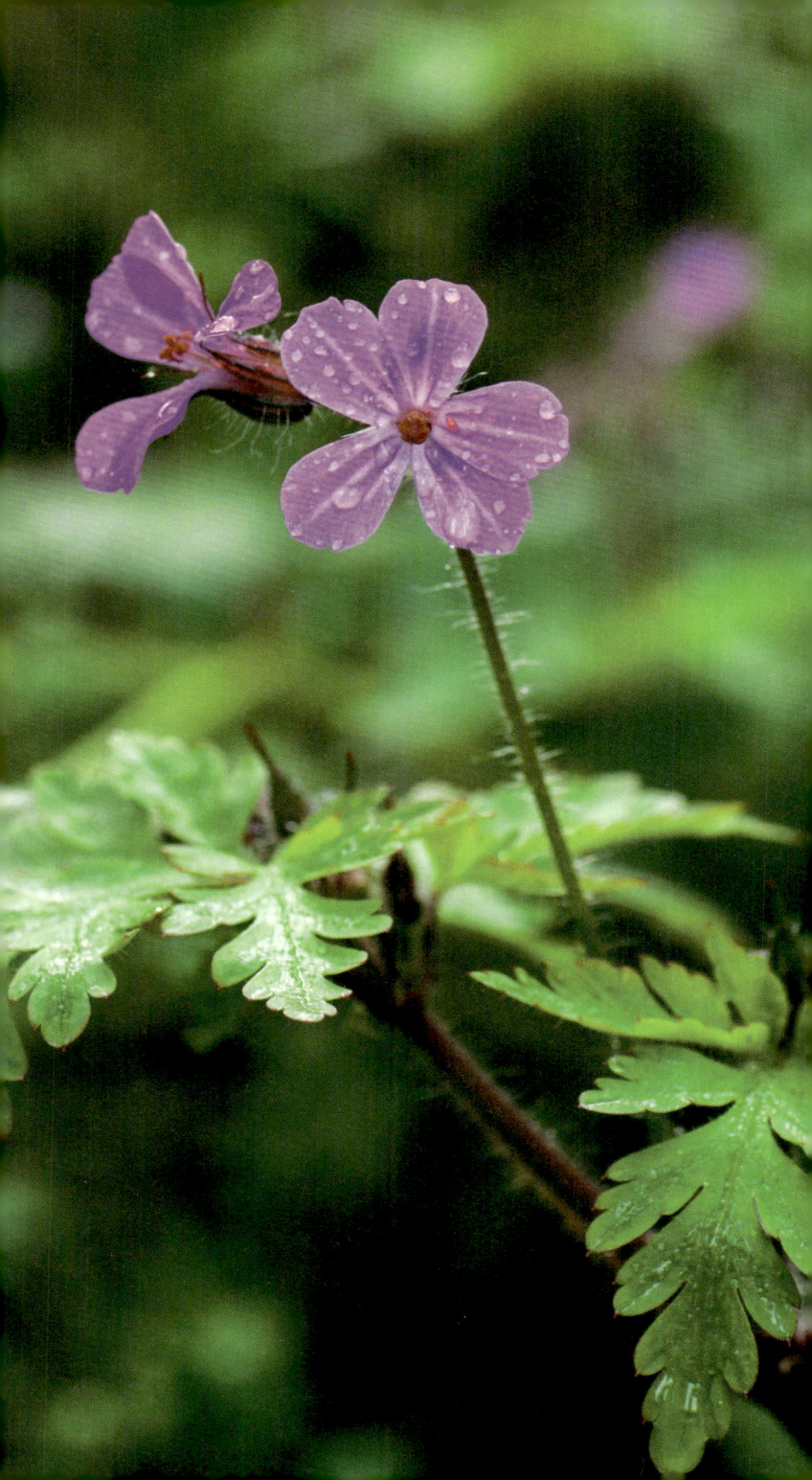

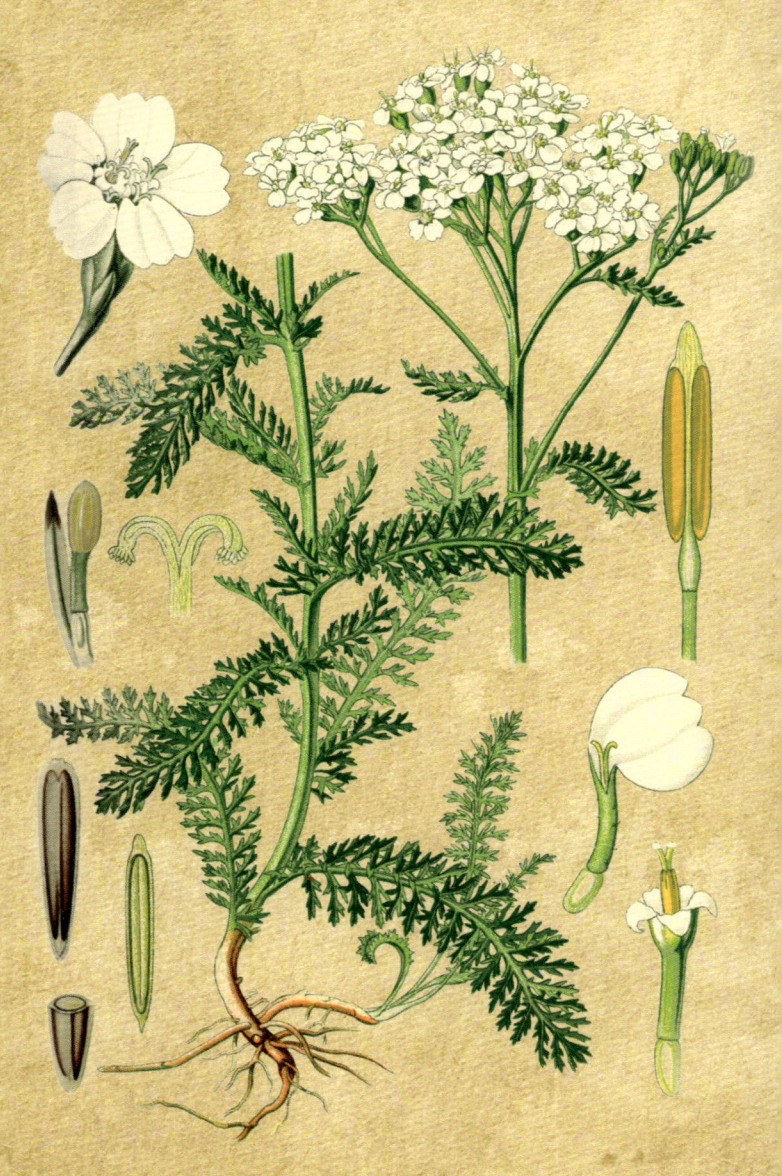

Schafgarbe
Achillea millefolium

Relativ anspruchslos gedeiht die Schafgarbe europaweit auf nicht zu feuchten Wiesen und Weiden, an Weg- und Feldrändern. Mit den fein gefiederten Blättern, die an die Form von Augenbrauen erinnern, und den weißen, zum Teil rosa angehauchten Blütenständen (Juni bis September) ist die Schafgarbe beinahe unverkennbar. Ihre Blütenstände bestehen aus vielen kleinen Blütenköpfchen, die ihrerseits aus winzigen Einzelblüten (zungen- und röhrenförmig) zusammengesetzt sind.

Junge Schafgarbenblätter können als Gewürz für Salate, Suppen, Quark, Kräuterbutter und vieles mehr verwendet werden. Als Zutat zu fettigen Speisen wie Gänsebraten, fördern ihre Blüten die Verdauung.

Bereits im Altertum wurde die Schafgarbe als Heilpflanze genutzt, und auch heute noch kommt sie sowohl in der Volksheilkunde als auch in der Phytotherapie zum Einsatz. Ihre Blüten sind reich an Bitterstoffen und ätherischen Öle, u.a. Limonen, Azulen, Cineol und Chamazulen, das auch in den Blüten der Kamille enthalten ist. Ein Tee aus Schafgarbenkraut – verwendet wird dazu das ganze blühende Kraut – wirkt krampflösend, entzündungshemmend und anregend auf die Produktion von Gallensäften.

INHALTSSTOFFE: Bitterstoffe, ätherische Öle, Gerbstoffe, Flavonoide, Mineralstoffe (v.a. Kalium)

VERWENDBARE PFLANZENTEILE: junge Blätter oder Blüten als Gewürz, das blühende Kraut als Tee oder alkoholischer Auszug

ANWENDUNGSGEBIETE: Tee bei krampfartigen Magen-, Darm- oder Gallestörungen, zur Appetitanregung oder bei Menstruationsbeschwerden

Rezepte

Schafgarbe
Achillea millefolium

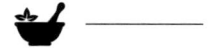

FRISCHSAFT AUS DER GANZEN PFLANZE ZUR STÄRKUNG DER NIEREN- UND BLASENTÄTIGKEIT, ZUR GEFÄSSSTÄRKUNG BEI VENENLEIDEN UND ALS ZUSATZMITTEL ZUR THROMBSEPRO-PHYLAXE:
Hierzu wird die ganze Pflanze zusammen mit etwas Wasser im Mixer kleingemixt. Pro Tag 100 ml trinken.

AUFLAGEN UND UMSCHLÄGE BEI FROSTBEULEN, GICHT, RHEUMA, AKNE, KRAMPFADERN UND HÄMORRHOIDEN:
2 Teelöffel der ganzen getrockneten oder 4 Teelöffel der frischen Pflanze mit 150 ml kochendem Wasser übergießen, 5 Minuten ziehen lassen, abseihen. Die Auflagen oder Wattetücher damit tränken und die befallenen Hautstellen bedecken. Ein damit getränktes Wattebällchen hilft auch bei Nasenbluten. Mehrmals täglich frisch anwenden.

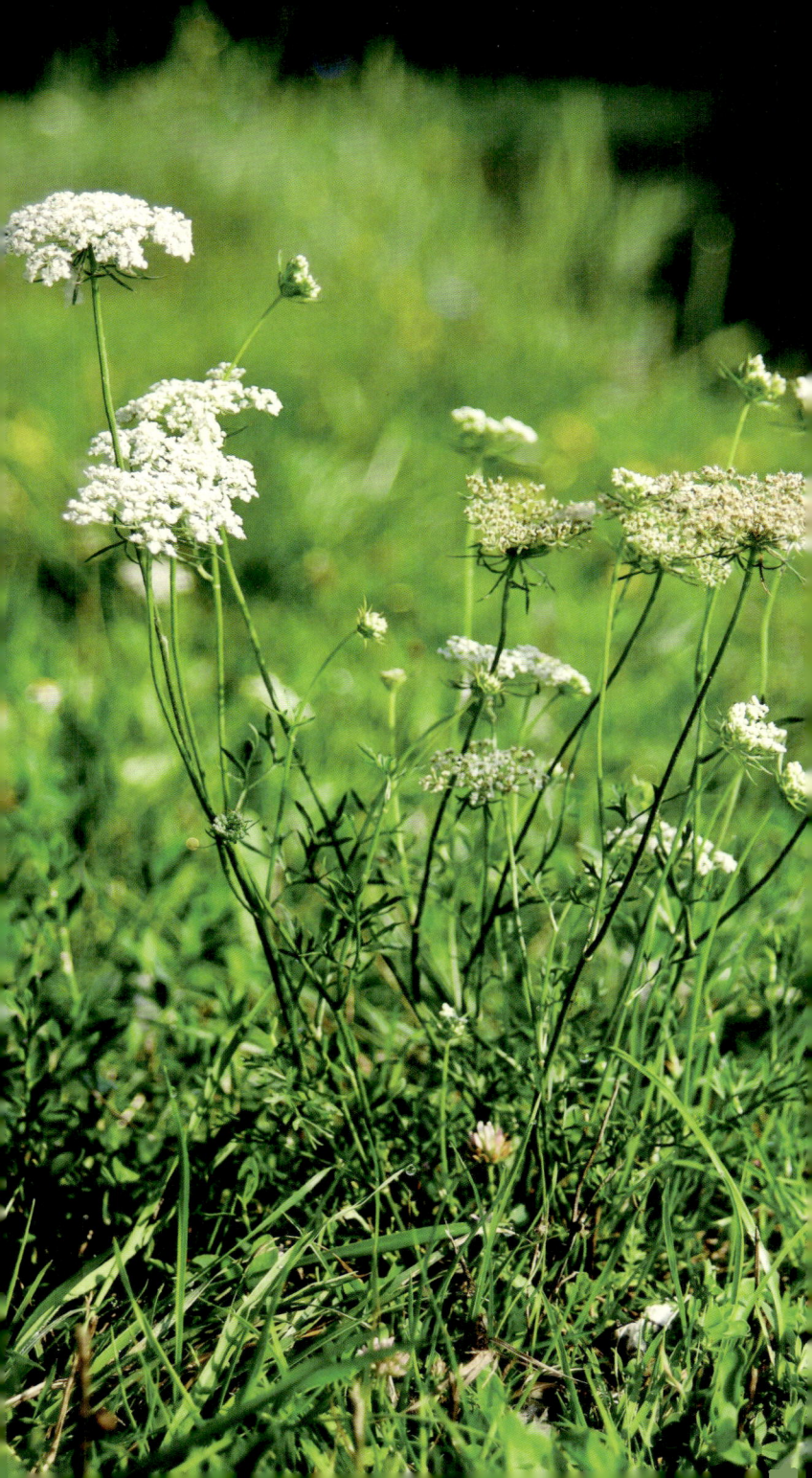

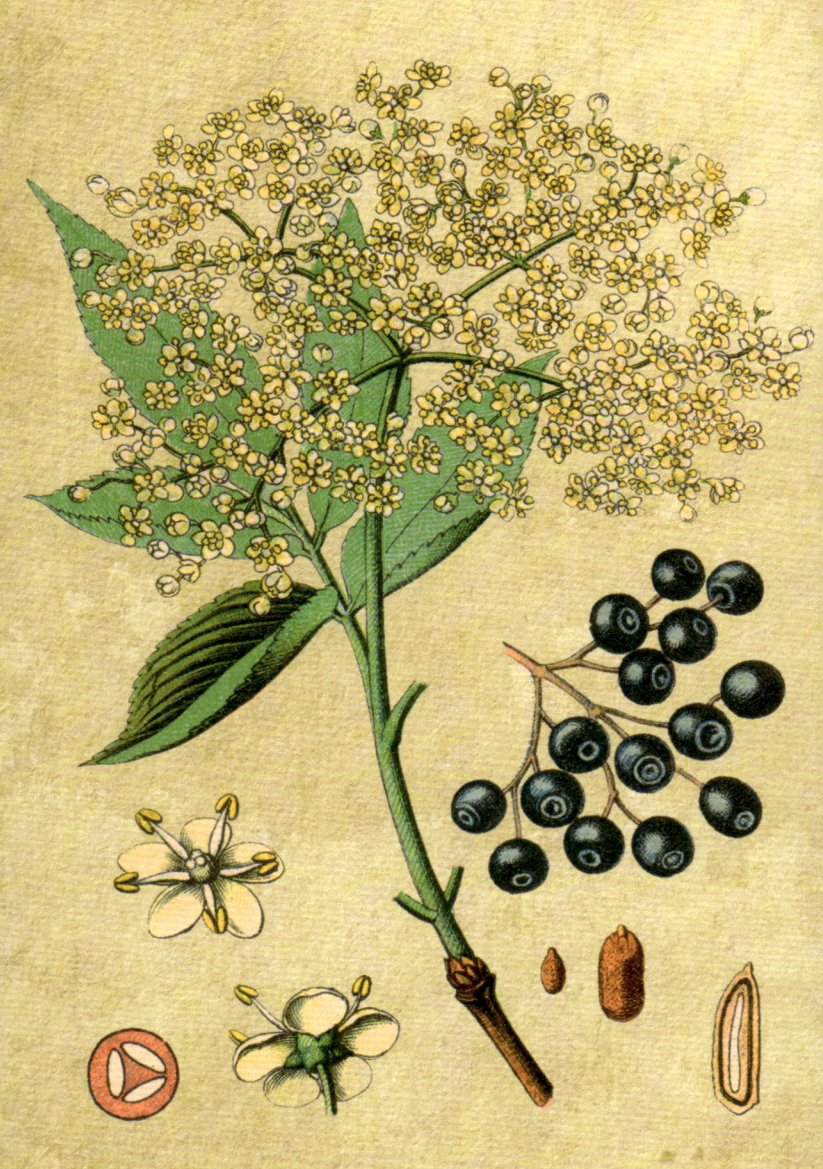

Schwarzer Holunder

Sambucus nigra

Als Kulturfolger ist der Schwarze Holunder eine der häufigsten Straucharten Mitteleuropas. Er wächst im Schatten wie in der Sonne, auf frischen, nährstoffreichen, tiefgründigen Böden. Ab Juni zeigen sich auffällige, fast tellergroße weiße Blütendolden, die mit ihrem Duft viele Bestäuberinsekten anlocken. Ab Ende August reifen dann die zahlreichen kleinen, dunkelvioletten bis schwarzen Beeren heran, die ebenso wie die Blüten äußerst vielseitig verwendet werden können. Ein Tee aus getrockneten Holunderblüten wirkt schweißtreibend bei fiebrigen Erkältungskrankheiten. Außerdem lassen sich aus den Blüten Getränke, Gelee, Sirup oder »Hollerküchlein« zubereiten. Die Beeren enthalten reichlich Vitamin C, Vitamin B, Fruchtsäuren, Anthocyanidine und lassen sich zum Beispiel zu Saft, Marmelade oder Suppe (»Fliederbeersuppe«) verarbeiten. Auch zum Färben von Textilien sowie Getränken und Speisen wurden und werden sie verwendet. Holunderbeersaft ist – mit anderen Fruchtsäften gemischt oder als Punsch – nicht nur ein leckeres Getränk, sondern stärkt auch das Immunsystem und kann so Erkältungen vorbeugen oder deren Heilung beschleunigen. Vom Rohverzehr der Beeren ist allerdings abzuraten, da das in ihnen enthaltene Sambunigrin abführend wirkt und zu Übelkeit und Brechreiz führen kann. Durch Erhitzen geht diese Wirkung aber verloren.

INHALTSSTOFFE: ätherische Öle, Flavonoide und Gerbstoffe in den Blüten; viel Vitamin C und B, Fruchtsäuren, Anthocyanidine, Sambunigrin in den Beeren

VERWENDBARE PFLANZENTEILE: Blüten und Beeren sind vielseitig verwendbar (Hinweis: Beeren nicht roh verzehren, s.o.).

ANWENDUNGSGEBIETE: Tee als schweißtreibendes Mittel bei fiebrigen Erkältungen, Saft aus den Beeren zur Stärkung des Immunsystems, z.B. bei grippalen Infekten

Rezepte

Schwarzer Holunder
Sambucus nigra

TEE BEI GRIPPALEN INFEKTEN:
2 Teelöffel getrocknete Holunderblüten, 1 Teelöffel getrocknete
Lindenblüten, 1 Teelöffel getrocknete Salbeiblätter mit 500 ml kochendem Wasser überbrühen, 5 Minuten ziehen lassen, abseihen.
Schluckweise sehr heiß trinken, gut zugedeckt und mit warmen
Füßen. Regt die Schweißbildung an und stärkt das Immunsystem,
wirkt antibakteriell.

HOLUNDERBLÜTEN IN MULLSÄCKCHEN BEI SCHMERZEN:
Man drückt so viel getrocknete Holunderblüten in ein Mullsäckchen, wie hineinpassen, anschließend verschließen. Das Säckchen
nun mit kochendem Wasser überbrühen und noch heiß auf die
schmerzenden Stellen legen. Hilft auch bei Ohrenschmerzen als
Auflage.

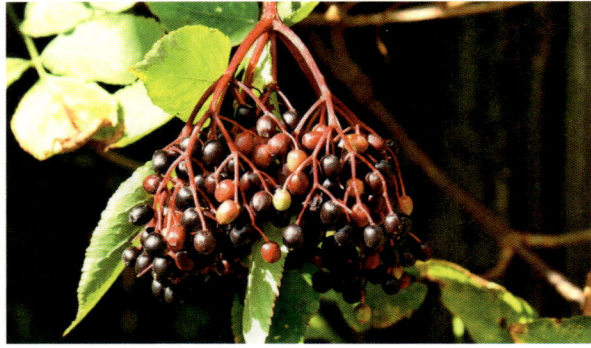

Die Früchte des Schwarzen Holunders sind nur gekocht genießbar.

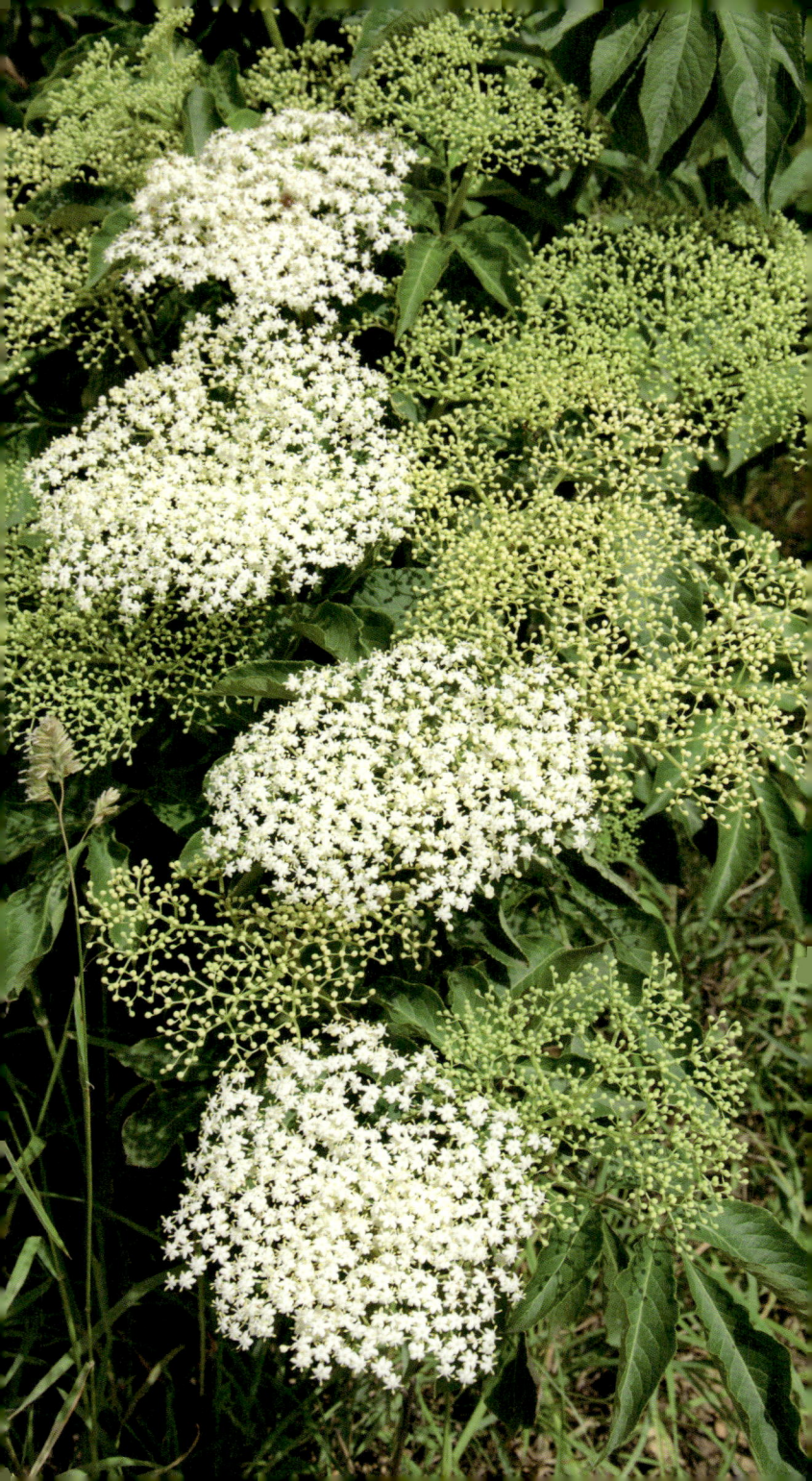

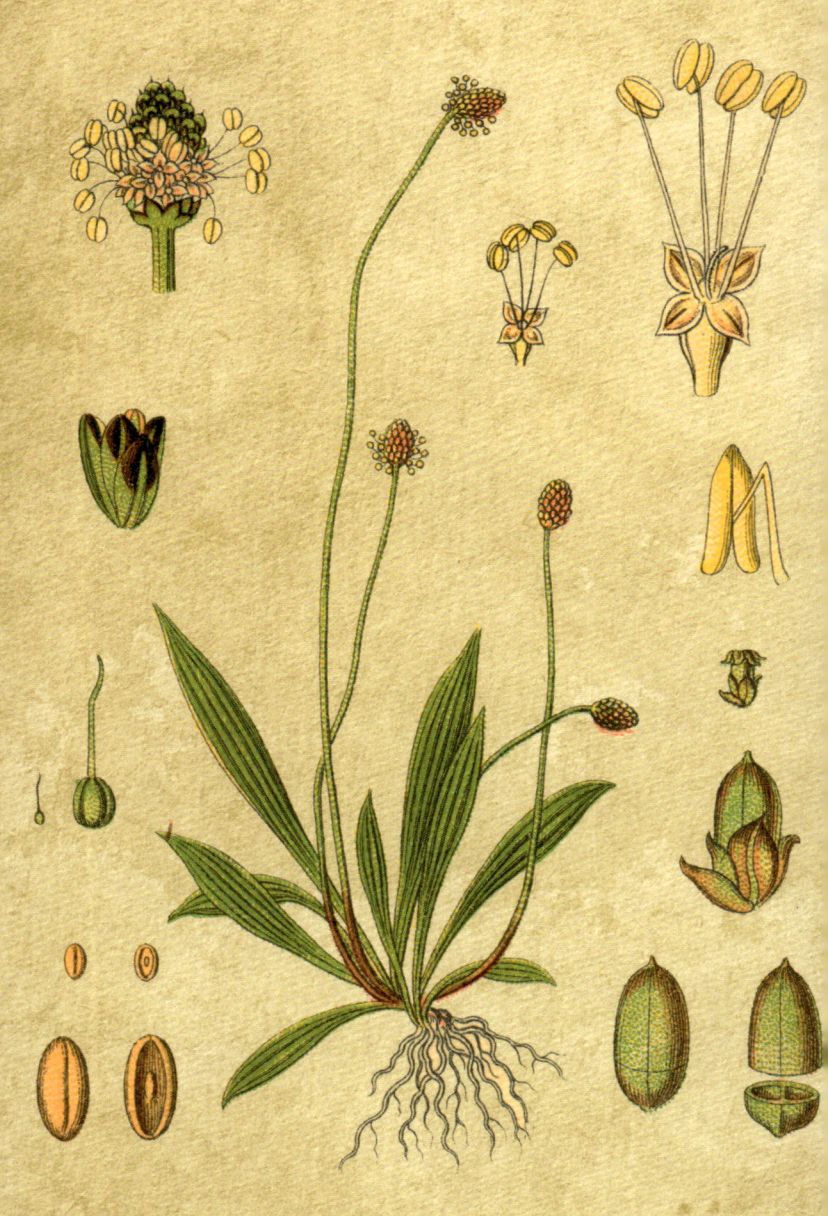

Spitzwegerich

Plantago lanceolata

Der »König des Weges«, so die Bedeutung seines deutschen Namens, wächst bevorzugt an sonnigen Standorten auf nährstoffreichem Boden. Die lanzettförmigen Blätter werden 30 cm lang, die Pflanze erreicht insgesamt eine Wuchshöhe von 50 cm.

Der Spitzwegerich gehört zu den ältesten bekannten Heilpflanzen, schon in der Antike verwendete man seine Blätter zur Wundheilung. Er wirkt entzündungshemmend, reizlindernd, hustenstillend, schmerzlindernd.

Er bietet eine Wirkstoffkombination, die ideal geeignet ist zur äußerlichen Behandlung von Wunden und Hautentzündungen, sowie innerlich zur Behandlung von Atemwegserkrankungen. Die enthaltenen Gerbstoffe wirken adstringierend. Schleimstoffe erzeugen einen schützenden Film, der sich über Schleimhäute legt und sie unempfindlicher gegen Reizungen macht. So hilft er zum Beispiel hervorragend dabei, Reizhusten zu stillen. Der frische Pflanzensaft wirkt stark antibiotisch. Aufgrund dieser antibiotischen Wirkung wurde der Spitzwegerich auch schon als natürliches Antibiotikum bei Wundverbänden eingesetzt.

Die Pflanze eignet sich auch als Erste-Hilfe-Apotheke unterwegs: Wanderer können Hautverletzungen behandeln, indem sie die frischen Blätter des Spitzwegerich zerreiben und den austretenden Pflanzensaft auf die Wunde auftragen.

INHALTSSTOFFE: Schleimstoffe, Flavonoide, Gerbstoffe, Glykoside, Kieselsäure

VERWENDBARE PFLANZENTEILE: Blätter, Samen

ANWENDUNGSGEBIETE: Atemwegserkrankungen, Schleimhautentzündungen, Hautentzündungen, Neurodermitis

Rezepte

Spitzwegerich
Plantago lanceolata

TINKTUR MIT ANTISEPTISCHER WIRKUNG BEI SCHLEIMHAUT-ENTZÜNDUNGEN:

50 g Thymian, 30 g Salbeiblätter, 20 g Spitzwegerichblätter mit 500 ml Wodka versetzen, 10 Tage ziehen lassen, abseihen. Pro Tag 30–50 Tropfen in ein Glas lauwarmes Wasser geben zum Gurgeln und Mundspülen.

TEE BEI HUSTEN UND ERKÄLTUNG:

30 g Spitzwegerichblätter, 30 g Huflattichblätter, 30 g Malvenblüten, 40 g Königskerzenblüten ergeben 100 g Teemischung, davon 1 Esslöffel mit 250 ml heißem Wasser übergießen, 5 Minuten ziehen lassen, abseihen, pro Tag 3–4 Tassen trinken.

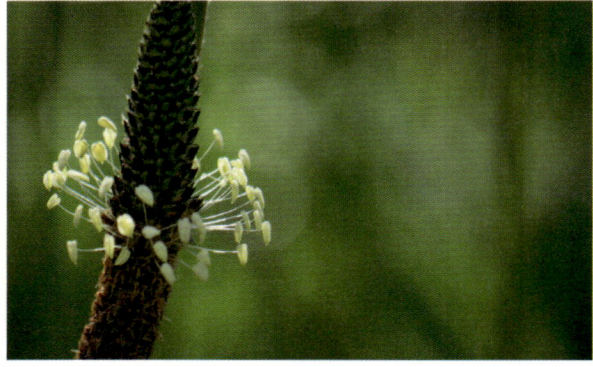

Der Spitzwegerich bildet Blütenähren aus, die an ein Karussell erinnern.

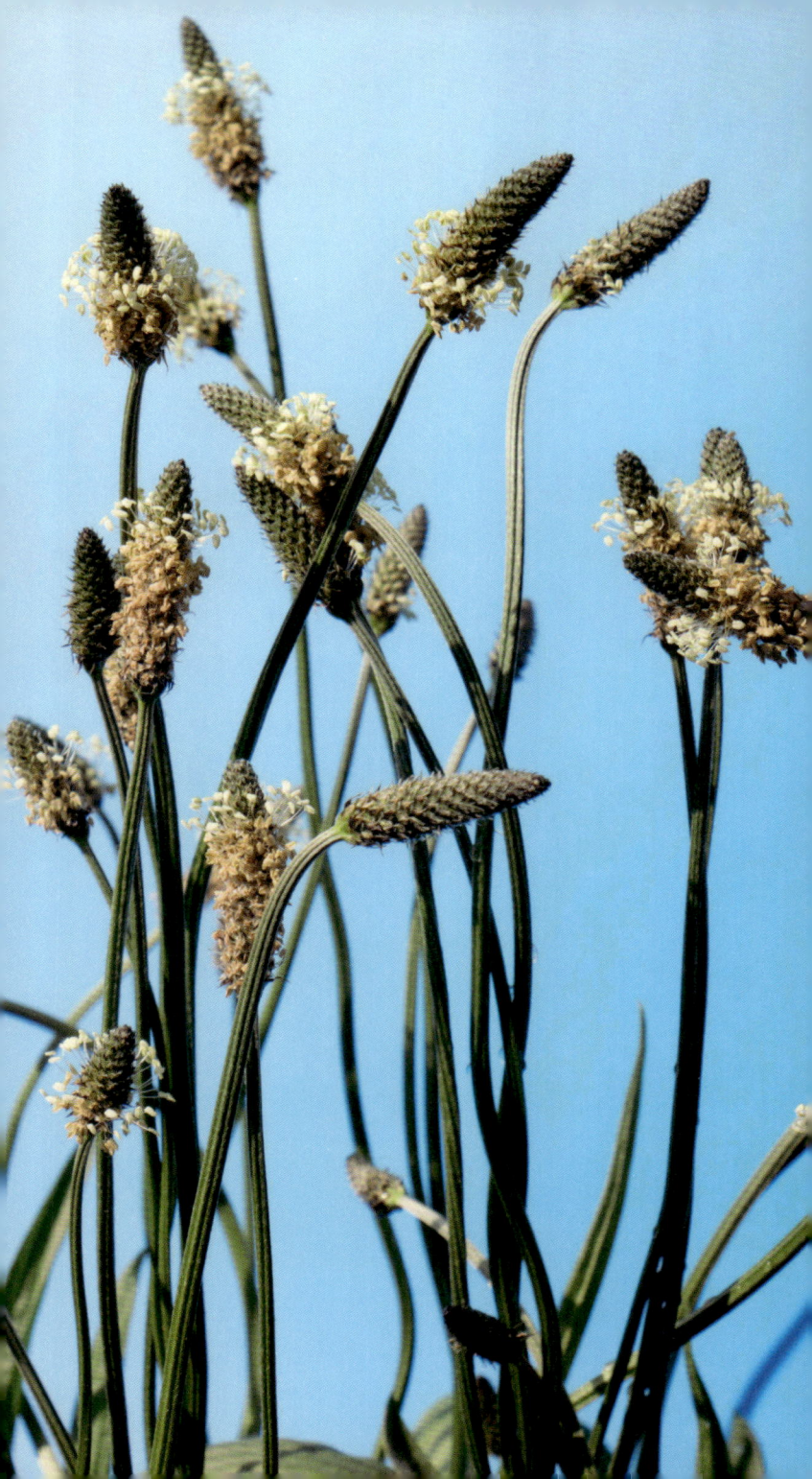

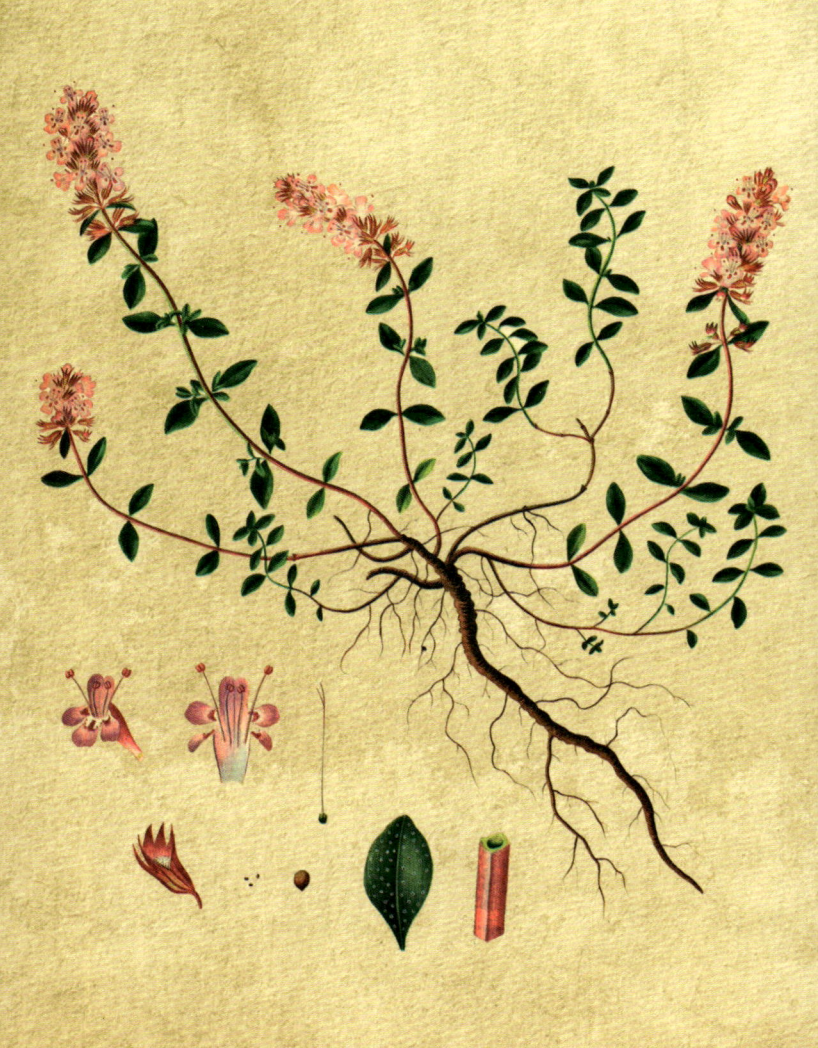

Thymian
Thymus pulegioides

Der Gewöhnliche Thymian, auch Feldthymian oder Quendel, ist ein Vertreter der Thymian-Familie, der in Deutschland verbreitet ist. Sie gehören zu den Lippenblütlern. Er wächst an kalkarmen, sonnigen und trockenen Standorten. Die Pflanze wird in der Regel kaum höher als 20 cm. Sie blüht im Hochsommer, die Blüten sind blassviolett. Als Zierpflanze sieht man sie oft in Steingärten.

Thymian ist eine wichtige Gewürzpflanze und wird schon seit der Antike als Heilpflanze verwendet. Wichtigster medizinisch wirksamer Inhaltsstoff der als Heilpflanzen genutzten Thymian-Arten ist das ätherische Öl, das vor allem aus Thymol und Carvacol besteht. Thymian wirkt antiseptisch, fungizid, bakterizid, entzündungshemmend, schleimlösend und krampflösend.

Durch die Kombination aus desinfizierender und schleimlösender Wirkung ist er ein ideales Heilmittel bei Bronchitis, Husten und Halsentzündungen. Für einen wirksamen Hustentee kann man auch auf den Echten Thymian zurückgreifen, der in den meisten Gewürzregalen steht und in dem die Wirkstoffe noch stärker konzentriert sind. Die meisten Hustentees enthalten Thymian.

Die krampflösende Wirkung hilft bei Blähungen.

Wenn Sie den Sand-Thymian im Garten oder auf dem Balkon anpflanzen, tun Sie damit gleichzeitig der Natur etwas Gutes, denn die Pflanze ist eine Bienenweide.

INHALTSSTOFFE: ätherisches Öl, Flavonoide, Triterpene, Gerbstoffe

VERWENDBARE PFLANZENTEILE: das blühende Kraut

ANWENDUNGSGEBIETE: grippale Infekte, Halsentzündungem, Husten, Bronchitis, Pilzinfektionen

Rezepte

Thymian
Thymus pulegioides

TINKTUR BEI HUSTEN, ABER AUCH BEI NERVENLEIDEN, SCHLAFLOSIGKEIT UND ZUR UNTERSTÜTZUNG BEI LEICHTEN DEPRESSIONEN:
200 g frischen Quendel in ein Glas mit Schraubverschluss geben, mit 500 ml Wodka übergießen, darauf achten, dass die Pflanze immer mit Alkohol bedeckt ist, 10 Tage ziehen lassen, sorgfältig abseihen. Pro Tag 3 mal 20 Tropfen einnehmen.

TEE AUS GETROCKNETEM QUENDELKRAUT BEI SCHWER VER-DAUBAREM ESSEN ODER WENN MAN SICH SCHON DEN MA-GEN VERDORBEN HAT, ZUR LINDERUNG DER BESCHWERDEN:
2 Teelöffel Kraut mit 250 ml kochendem Wasser übergießen, 10 Minuten ziehen lassen, abseihen, pro Tag höchstens 3 Tassen trinken.

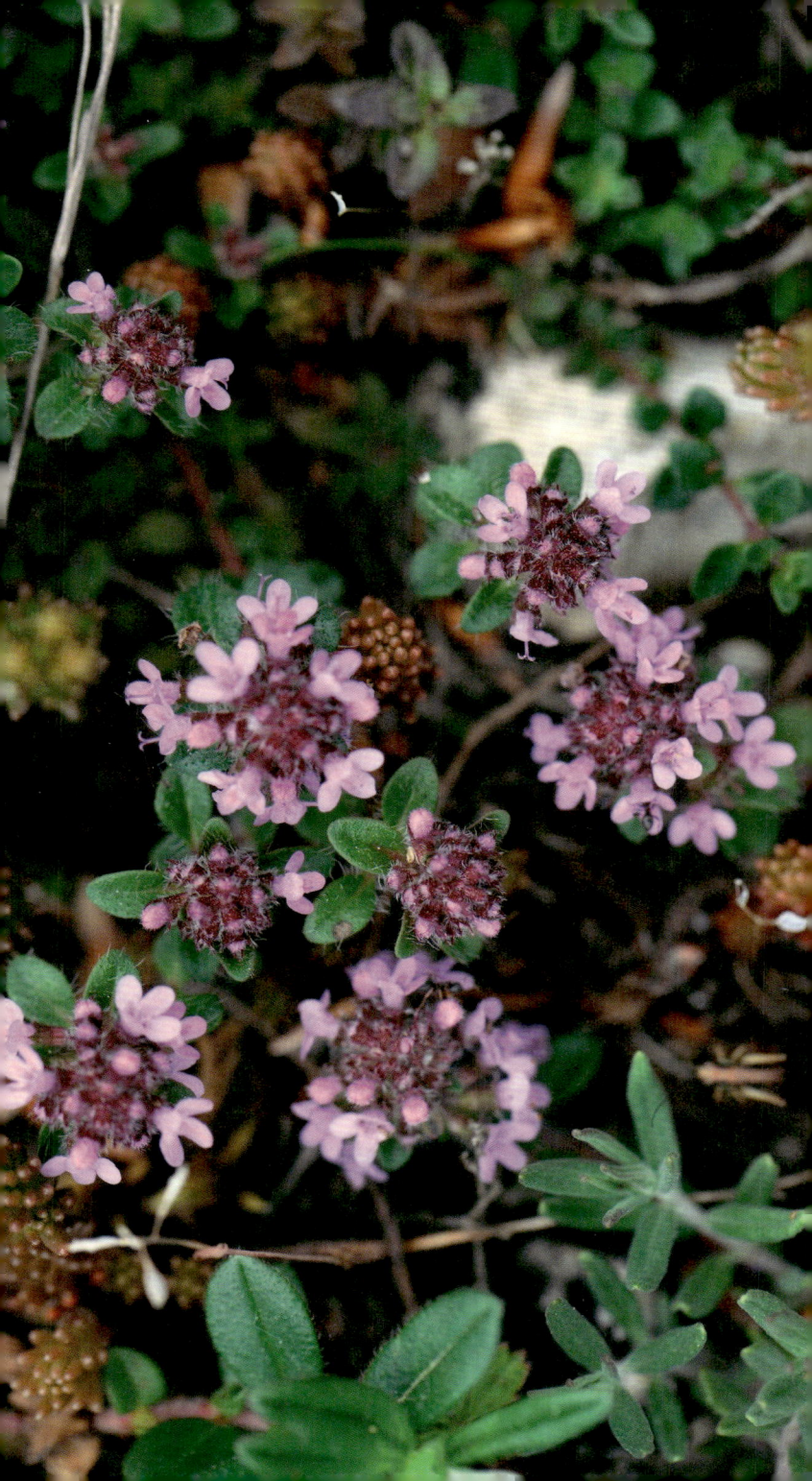

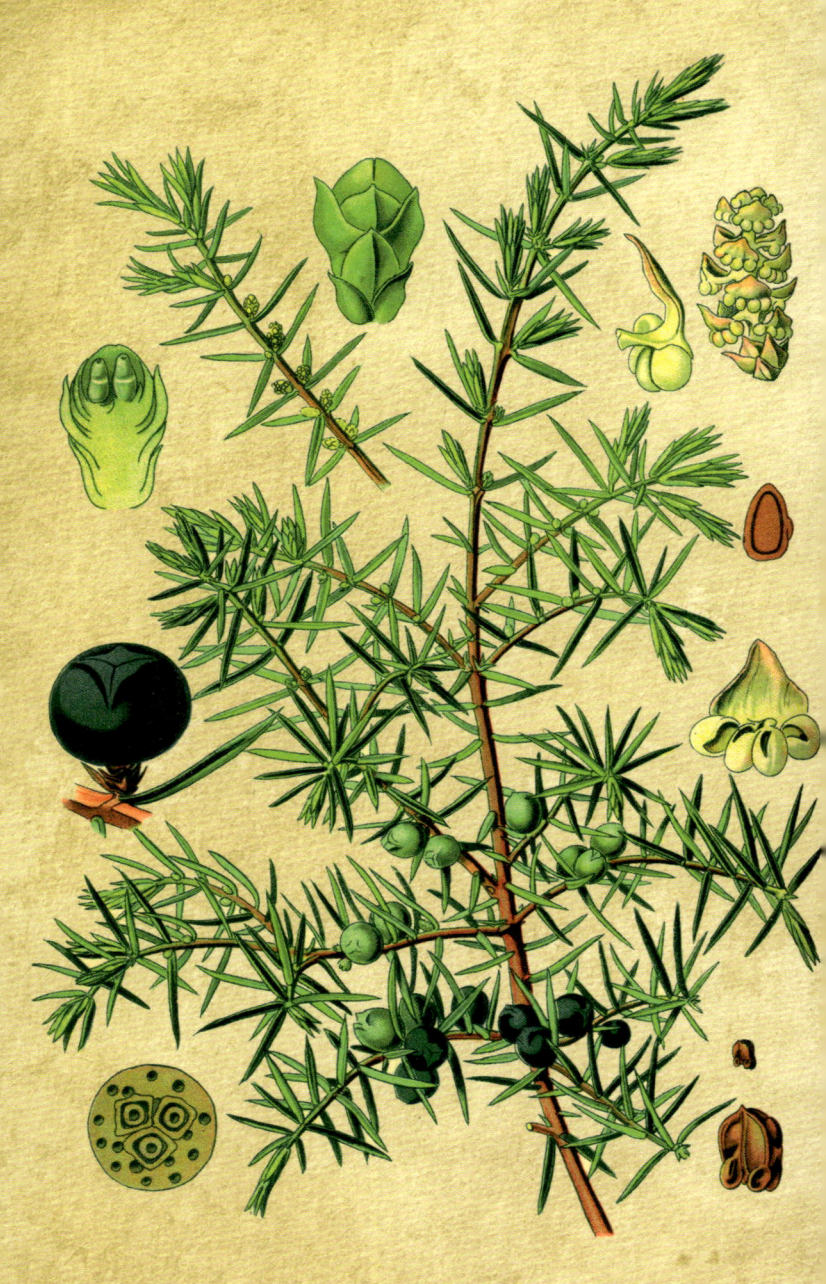

Wacholder

Juniperus communis

Der Gemeine Wacholder ist ein immergrüner Nadelbaum aus der Familie der Zypressengewächse, der bis zu 2 m Wuchshöhe erreicht.

Er ist eine uralte Nutzpflanze, die sowohl medizinisch als auch in der Küche verwendet wird. Wacholderbeeren sind eine wichtige Würzzutat im Sauerkraut und werden auch zu Schnaps verarbeitet. Sie wirken verdauungsfördernd und machen Speisen bekömmlicher. In der Naturheilkunde werden vor allem die schwarzen Beeren, aber auch Nadeln und Rinde verwendet.

Wacholder wirkt nierenanregend, magenstärkend, entgiftend, harntreibend, blutreinigend, entzündungshemmend und beruhigend. Er kann die Schweißbildung anregen und die Nerven stärken. Er fördert die Wundheilung und hilft durch seine antibakteriellen, schleimlösenden und krampflösenden Eigenschaften gut bei Infekten der Atemwege. Er wirkt schmerzlindernd bei Rheuma und Gelenkschmerzen.

Wacholderkuren mit den Beeren in aufsteigenden Mengen sollten man nur mit gesunden Nieren durchführen. Hierbei wird mit einer Beere pro Tag angefangen. Jeden Tag nimmt man nun eine weitere Beere zu sich, bis zum 15. Tag. Danach isst man täglich je eine Beere weniger. Diese Kur wirkt sehr stoffwechselanregend und entgiftend.

Wacholder sollte nicht von Schwangeren verwendet werden (auch nicht äußerlich, etwa als Massageöl), da die Inhaltstoffe das Nierengewebe reizen und dadurch bei der Schwangerschaft zu Problemen führen können.

INHALTSSTOFFE: Bitterstoffe, Flavonoide, Gerbstoffe, ätherisches Öl, Harze, Sesquiterpene, Zink, Menthol

VERWENDBARE PFLANZENTEILE: Beeren, Nadeln, Rinde

ANWENDUNGSGEBIETE: Atemwegserkrankungen, Rheuma, Gelenkschmerzen, Blasensteine

Rezepte

Wacholder
Juniperus communis

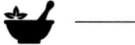

DURCHSPÜLUNGSTEE:

Bei Harnwegsinfekten kann man mit einem Tee aus den Beeren eine harntreibende und desinfizierende Durchspülungstherapie machen. Dafür1 Teelöffel Beeren mit 250 ml kochendem Wasser übergießen und 5 Minuten ziehen lassen. Maximal 3 Tassen pro Tag trinken.
Auch bei Ödemen und Wassereinlagerungen kann der Tee wasseraustreibend wirken.

WACHHOLDERWEIN:

1 l Weißwein wird zusammen mit 100 g Wachholderberen und 150 g Honig langsam erhitzt. Der Honig sollte sich auflösen, der Wein aber nicht kochen. Abkühlen lassen und mindestens einen Tag an einem kühlen Ort ziehen lassen. Abseihen und pro Tag ein Likörglas zur Belebung trinken. Im Kühlschrank aufbewahren.

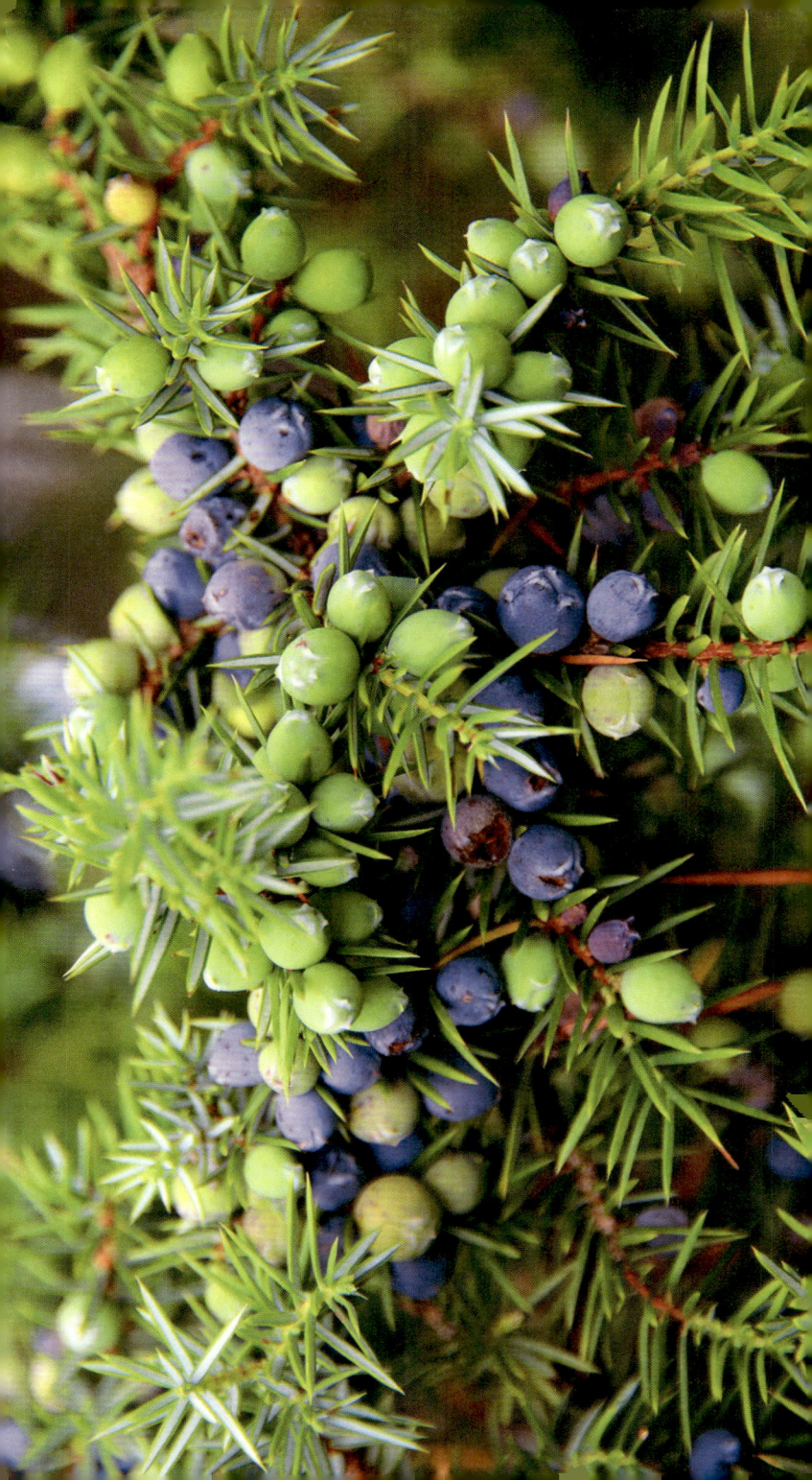

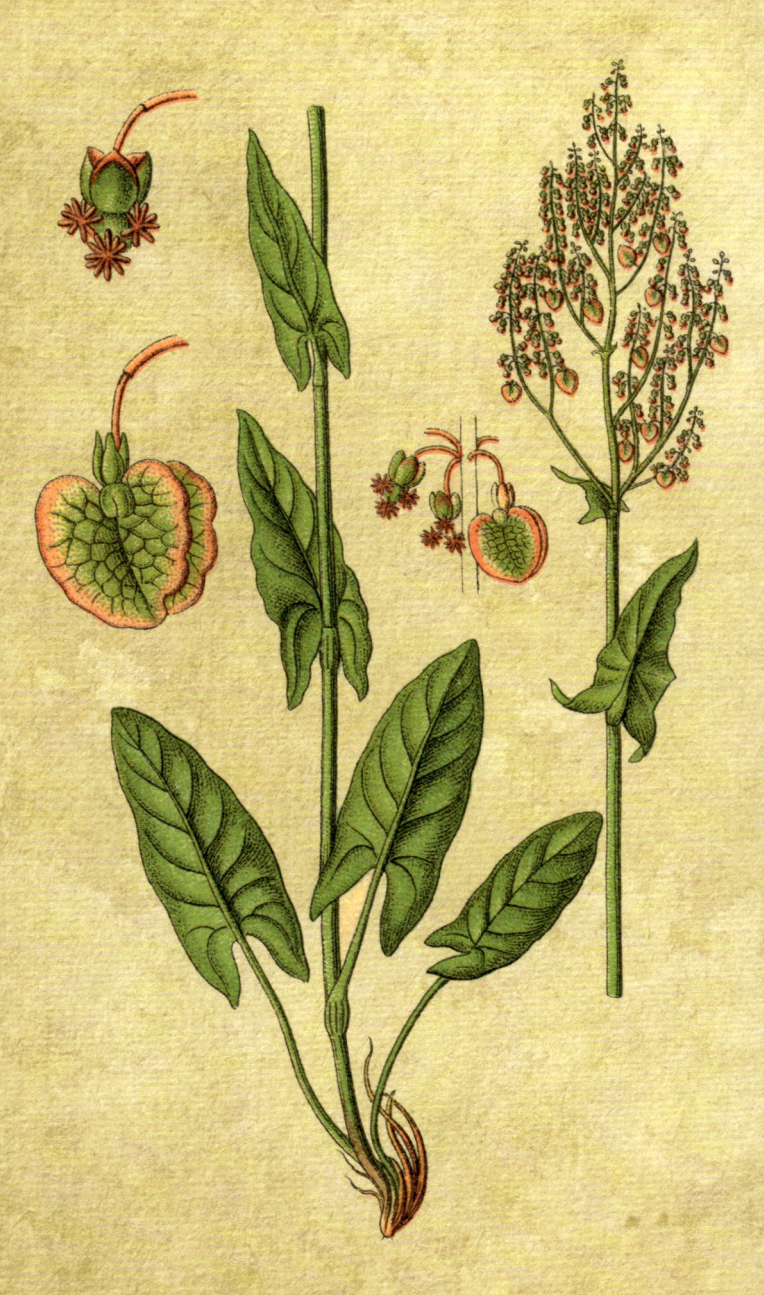

Wiesen-Sauerampfer

Rumex acetosa

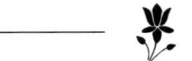

Der Wiesen-Sauerampfer, auch Großer Sauerampfer genannt, zählt zur Familie der Knöterichgewächse. Er besiedelt sonnige, nährstoffreiche und feuchte Standorte wie Wiesen und Wegränder. Die aufrechte Pflanze wird bis über 1 m hoch. Im Frühjahr bildet sie rote Blütenrispen.

Sauerampfer wirkt harntreibend, blutreinigend, schleimlösend, entschlackend, abführend, verdauungsfördernd und stärkt das Immunsystem. Seine medizinische Wirksamkeit ist allerdings noch immer nicht ausreichend erforscht.

Durch seinen hohen Gehalt an Vitamin C stärkt er die Immunabwehr. Dies und die entschlackende, blutreinigende Wirkung kann man sich im Rahmen einer Frühjahrskur zunutze machen. Äußerlich wird er dank seiner Gerbstoffe bei Hautproblemen, Entzündungen und Geschwüren angewandt.

Man sollte ihn sowohl als Würzgemüse als auch als Heilpflanze nur zurückhaltend verwenden, denn er enthält sehr viel Oxalsäure. Diese kann die Bildung von Blasen- und Nierensteinen befördern. Beim Kochen geht ein Teil der Oxalsäure verloren.

Bei Herz- oder Nierenerkrankungen und bei Rheuma sollte man auf Sauerampfer verzichten. Auch bei Sodbrennen sollte kein Sauerampferfrischsaft getrunken werden, einige Blättchen im Salat schaden allerdings nicht.

INHALTSSTOFFE: Calciumoxalat, Oxlasäure, Flavonoide, Vitamin C, Mineralstoffe

VERWENDBARE PFLANZENTEILE: junge Blätter

ANWENDUNGSGEBIETE: Atemwegserkrankungen, Nasennebenhöhlenentzündungen

Rezepte

Wiesen-Sauerampfer
Rumex acetosa

AUFGUSS ALS WUNDAUFLAGE BEI HAUTERKRANKUNGEN UND ENTZÜNDUNGEN DER SCHLEIMHÄUTE:

2 Teelöffel Sauerampferkraut mit 250 ml kochendem Wasser übergießen und 10 Minuten ziehen lassen. Danach abseihen, eine Kompresse tränken und auf die Wunden auftragen bzw. die Schleimhäute vorsichtig abtupfen.

FRISCHSAFT ZUR VITAMINSPRITZE IM FRÜHJAHR:

Für 2 Wochen als Frühjahrkur Sauerampferblätter, Löwenzahn-blätter, Brennnesselblätter und Vogelmierenkraut in einen Mixer geben und mixen. Pro Tag 1 Glas davon trinken.

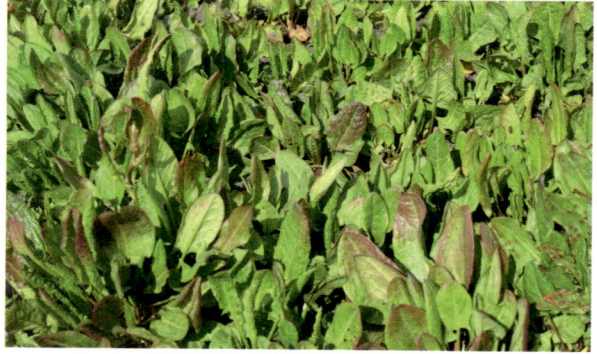

Der hohe Gehalt an Oxalsäure verleiht den Blättern einen sehr säuerlichen Geschmack.

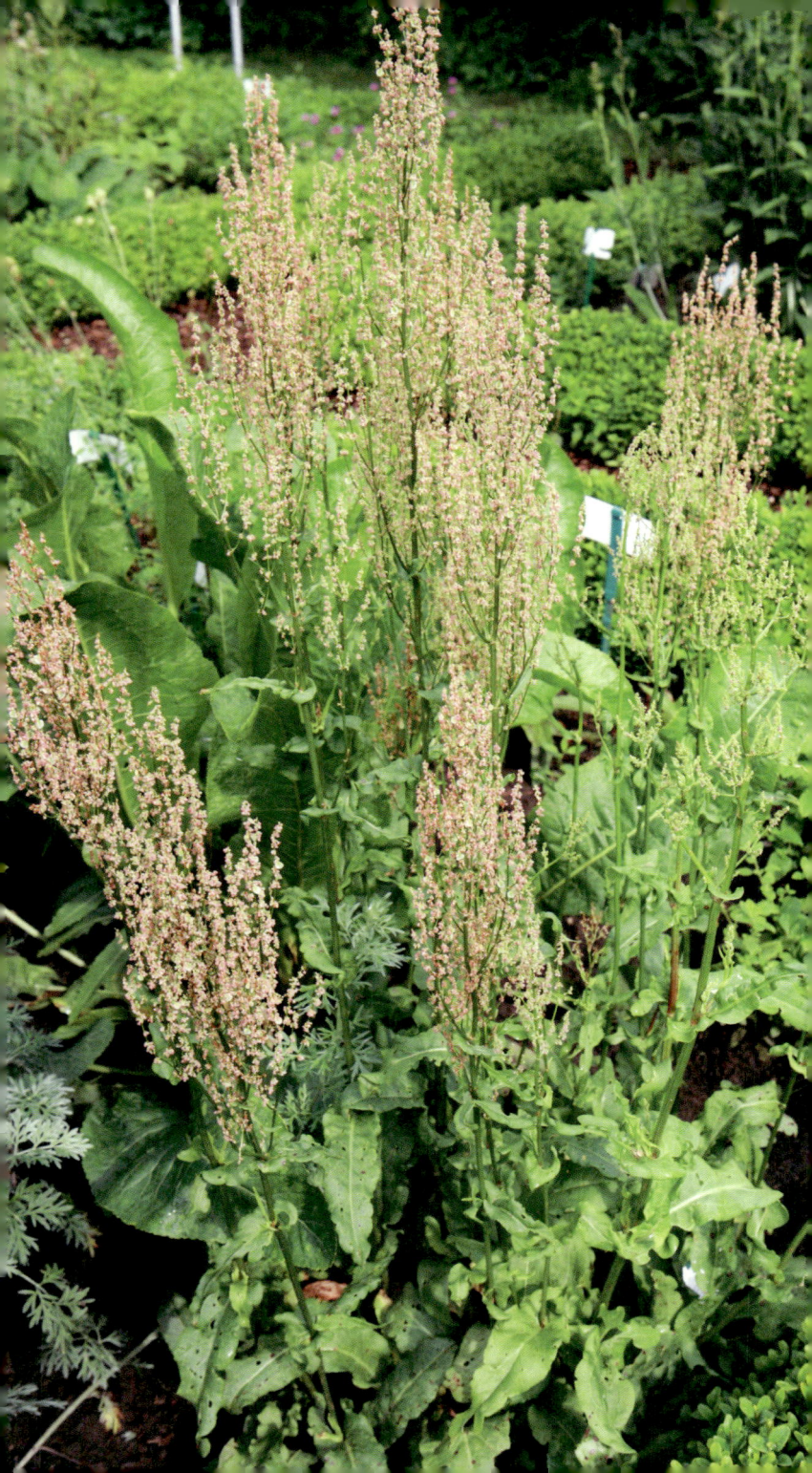

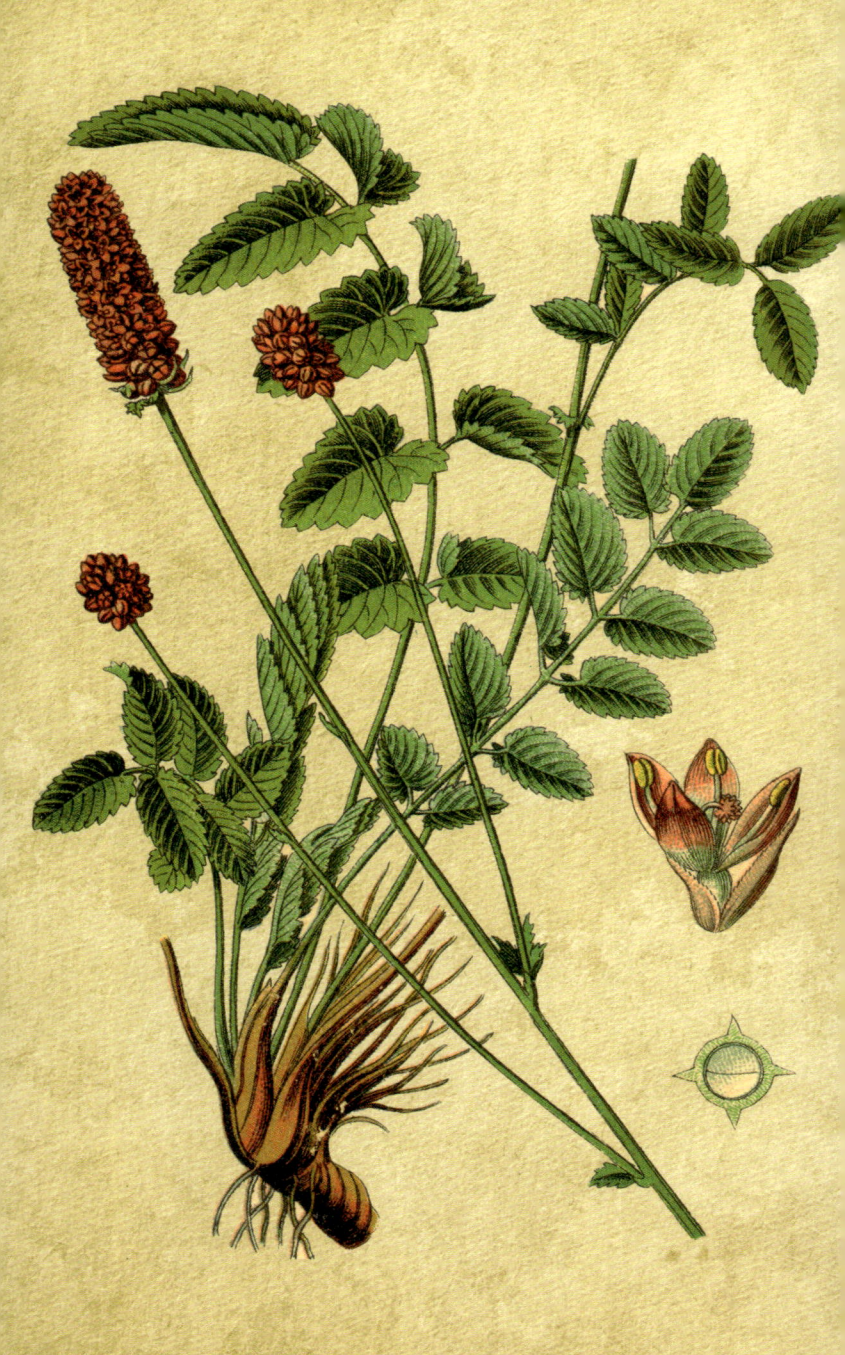

Wiesenknopf
Sanguisorba officinalis

Der Große Wiesenknopf vereint das Schöne mit dem Nützlichen. Dank seiner rötlichen Blüten ist er im Garten eine geschätzte Zierpflanze. In Salaten ist er eine würzige Zutat, und seit alters nutzt man ihn als Heilpflanze.

In der freien Natur findet man die zu den Rosengewächsen zählende Pflanze an den Rändern von Feldern und auf Wiesen. Der Große Wiesenknopf wird etwa 30 bis 80 cm hoch und bildet im Hochsommer ovale Blütenähren. Für den Wiesenknopf-Ameisenbläuling, eine heimische Schmetterlingsart, ist die Pflanze in doppelter Hinsicht wichtig. Während die Falter gerne den Nektar der Blüten trinken, ernähren sich seine Raupen von der Blüte selbst. Ist sie mit der Blüte fertig, lässt sich die Raupe von Ameisen versorgen.

Tatsächlich ist die Pflanze auch für uns genießbar und ihre Blätter passen wunderbar in einen Wildkräutersalat.

In der Naturheilkunde setzt man den Großen Wiesenknopf als Gerbstoffdroge vor allem gegen Durchfall und Blutungen ein. Die Gerbstoffe verdichten die Darmschleimhaut und erzeugen einen schützenden Film, dadurch gehen Entzündungen zurück und weniger Wasser wird in den Darm abgegeben. Auch bei starken Monatsblutungen kommt sie zum Einsatz. Die Pflanze wirkt adstringierend, blutungsstillend, leicht schmerzlindernd und entzündungshemmend.

INHALTSSTOFFE: Flavonoide, Saponine, Gerbstoffe, Triterpene

VERWENDBARE PFLANZENTEILE: Kraut, Rhizom und Wurzel

ANWENDUNGSGEBIETE: Durchfall, Blutungen, Hautreizungen und -verletzungen

Rezepte

Wiesenknopf
Sanguisorba officinalis

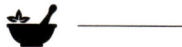

TEE AUS DER WURZEL ZUR FRÜHLINGSREINIGUNG:
1 Teelöffel getrocknete oder 2 Teelöffel frische geschnittene Wurzel mit 250 ml kaltem Wasser übergießen, zum Kochen bringen, 5 Minuten kochen lassen. Als Kur 3 Tassen pro Tag über 2 Wochen trinken.

TEE ALS GURGELMITTEL BEI BLUTENDEM ZAHNFLEISCH UND/ ODER ENTZÜNDUNGEN IM MUND- UND RACHENRAUM:
1 Teelöffel getrocknete Wurzel, 1 Teelöffel getrocknete Salbeiblätter, ½ Teelöffel getrocknete Thymianblätter mit 250 ml Wasser übergießen und zum Kochen bringen. 3 Minuten kochen lassen, dann abseihen und gurgeln. Achtung, nicht schlucken, wieder ausspucken. Mehrmals täglich gurgeln.

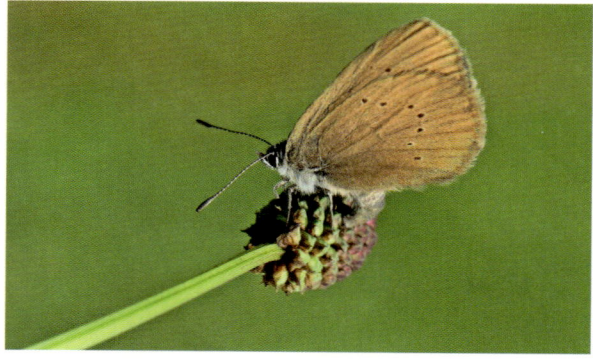

Die Blüten des Wiesenkopfs sind die Futterpflanze für die Raupen verschiedener Bläulingsarten.

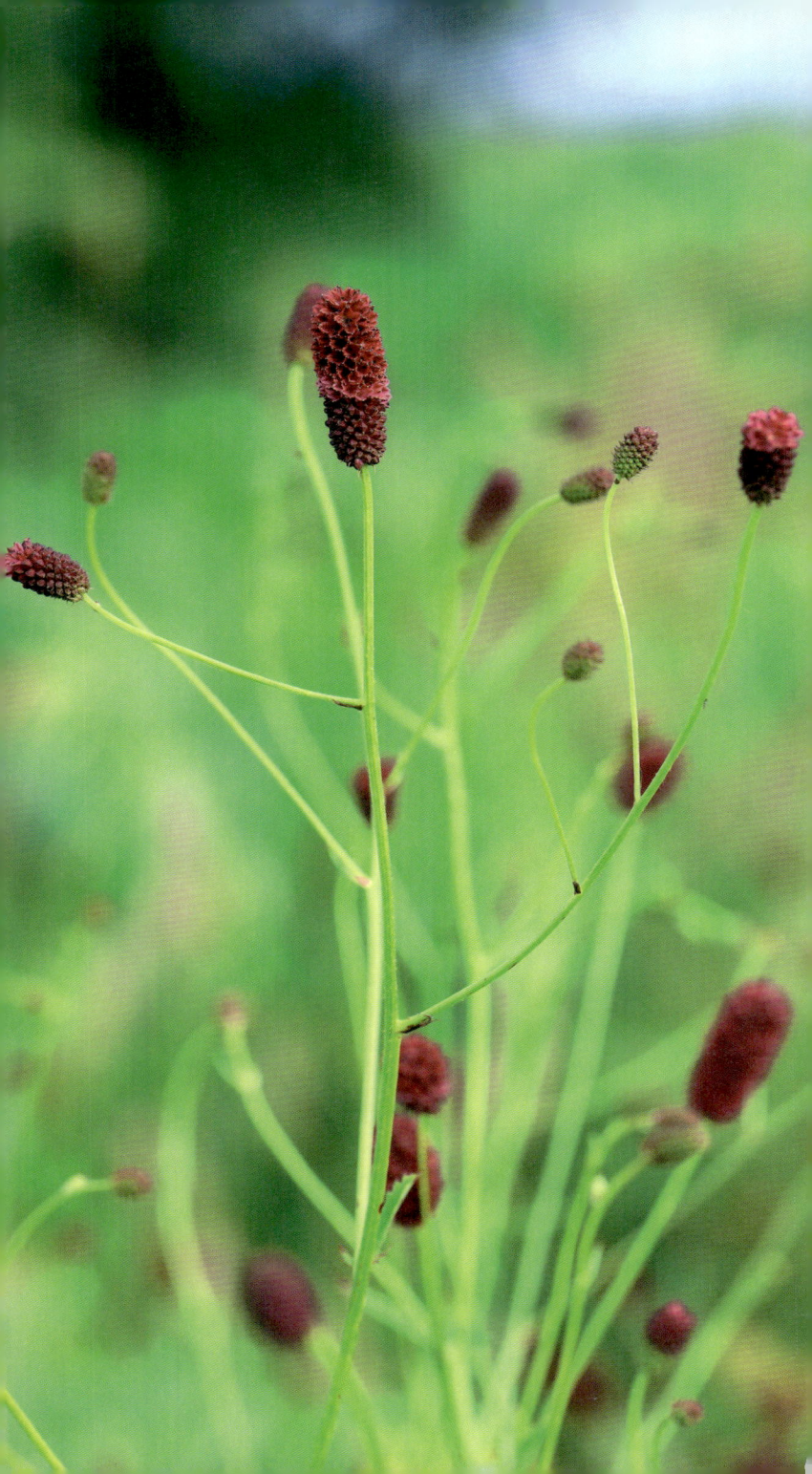

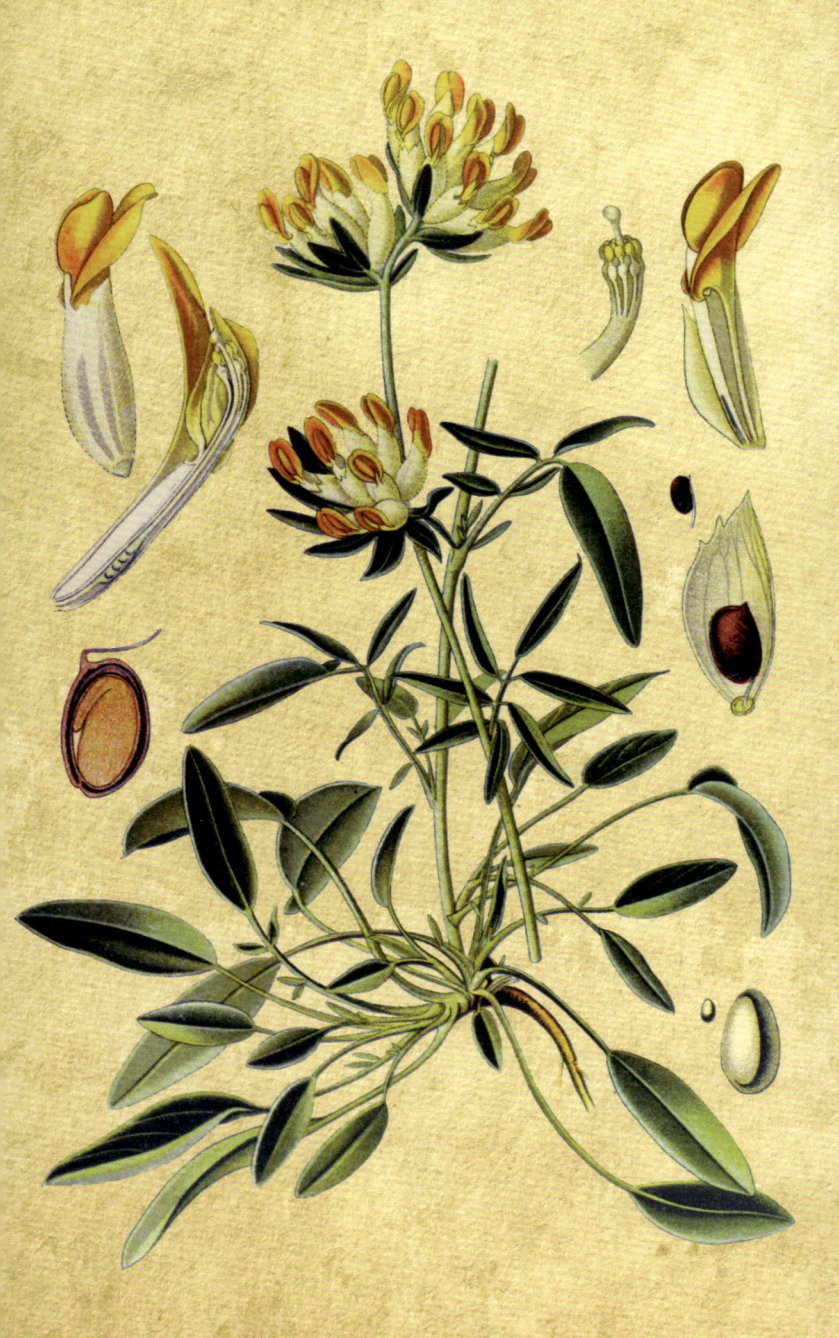

Wundklee

Anthyllis vulneraria

Der Echte Wundklee ist eine mehrjährige Pflanze aus der Ordnung der Schmetterlingsblütler. Sie wird bis zu 40 cm hoch und ist mehrjährig. Sie bevorzugt kalkhaltige, trockene und sonnige Standorte. Sie ist eine Pionierpflanze, das heißt sie wächst auch auf ansonsten noch nicht bewachsenen Flächen. Dank ihrer langen Pfahlwurzel ist sie imstande, auch an Hängen und Böschungen zu wachsen. Sie verleiht dem Gelände, auf dem sie wächst, so Stabilität. Man findet sie oft auch an Wegrändern.

Der Echte Wundklee blüht im Sommer gelb und ist für Bienen, Hummeln und Schmetterlinge eine wichtige nektarspendende Futterpflanze.

In der Naturheilkunde und in der Volksmedizin wird er vor allem gegen Husten und zur Förderung der Wundheilung eingesetzt. Er wirkt adstringierend, antibakteriell und antiviral, harntreibend und abführend. Die enthaltenen Saponine wirken einerseits reizlindernd, gleichzeitig fördern sie die Produktion von Schleim, der das Abhusten erleichtert. Die ebenfalls enthaltenen Gerbstoffe sorgen für eine Verdichtung der Schleimhäute und der Haut und wirken entzündungshemmend und blutstillend. Gerbstoffe fördern auch die Wundheilung, wozu der Echte Wundklee ebenfalls sehr wirksam eingesetzt werden kann. Wunden können mit frischen Blättern oder mit aus diesen gepresstem Saft behandelt werden.

Echter Wundklee enthält auch Catechine, die als Radikalfänger Zellen vor Umweltgiften und vor UV-Strahlung schützen.

INHALTSSTOFFE: Gerbstoffe, Quercetin, Catechine, Kämpferol, Flavonole

VERWENDBARE PFLANZENTEILE: Kraut, Blüten

ANWENDUNGSGEBIETE: Husten, Wundheilung

Rezepte

Wundklee
Anthyllis vulneraria

TEE AUS DEN BLÜTEN BEI HUSTEN:
20 g getrocknete Blüten des Wundklees, 10 g Spitzwegerich, 10 g
Huflattichblüten und Huflattichblätter, 10 g Thymiankraut ergeben 50 g Teemischung, davon 1 Teelöffel mit 200 ml kochendem
Wasser übergießen, 5 Minuten ziehen lassen, pro Tag 3 Tassen Tee
trinken.

AUFGUSS ALS WUNDAUFLAGE:
2 Esslöffel Blüten und Blätter vom Wundklee, frisch oder getrocknet, mit 200 ml kochendem Wasser übergießen, 5 Minuten ziehen
lassen, abseihen. Kompressen damit tränken und auf die schlecht
heilenden Wunden oder Frostbeulen auflegen.

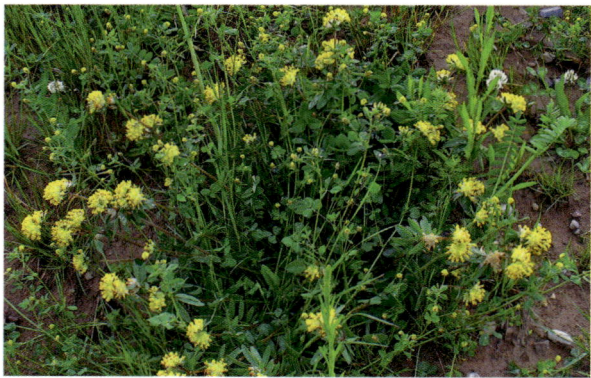

*Der Wundklee gilt dank seiner tief reichenden Wurzeln als sehr ver-
lässlicher Bodenfestiger.*

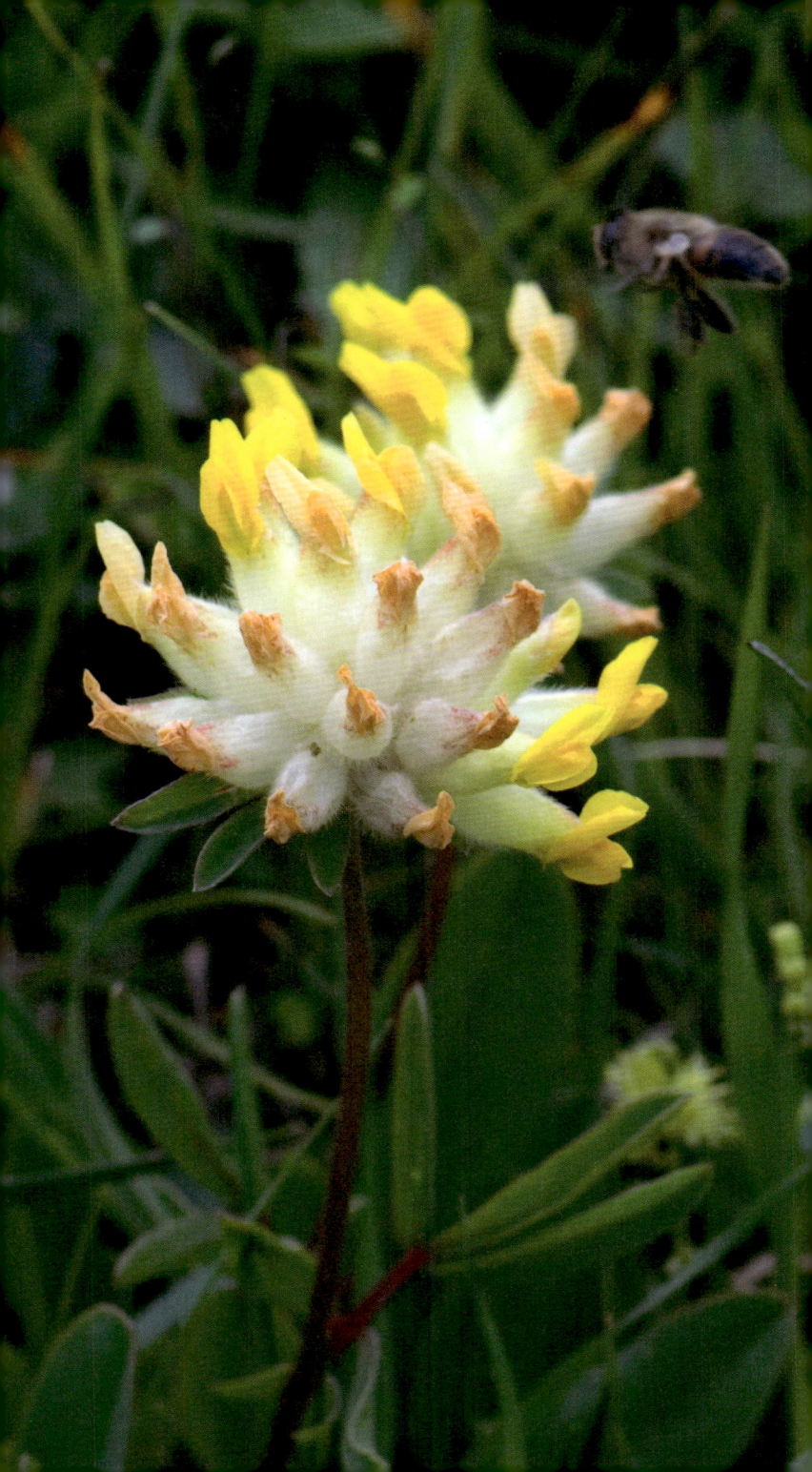

Die Texte stammen von Karsten Freund, sowie Bernd Pieper (S. 7–12) und Bärbel Klemme-Hanf (S. 61, 65, 73, 85, 89, 93, 113, 117, 129, 133).
Die Rezepte stammen von der Heilpraktikerin Annegret Müller-Bächtle.

QUELLENANGABEN

Bäumler, Siegfried: Heilpflanzenpraxis heute. Urban und Fischer Verlag, München, 2007.
Baur-Müller, Birgit: Westliche Heilpflanzen in der chinesischen Medizin. Springer Verlag, Heidelberg, 2016.
Breindl, Ellen: Das Gesundheitsbuch der Hl. Hildegard v. Bingen. Bassermann, München, 2004.
Frohn, Birgit: Lexikon der Heilpflanzen und ihrer Wirkstoffe. Weltbild, Augsburg, 2007.
Frohne, Dietrich: Heilpflanzenlexikon. Wissenschaftliche Verlagsgesellschaft mbH Stuttgart, 2006.
Hirsch, Siegfried und Grünberg, Felix: Die Kräuter in meinem Garten. Weltbild, Augsburg, 2006.
Puhle, Annekatrin, Trott-Tschepe, Jürgen und Möller, Birgit: Heilpflanzen für die Gesundheit. Kosmos, Stuttgart, 2013.
Botanische Illustrationen: www.BioLib.de und plantillustrations.org

BILDNACHWEISE

© Regine Blatt Neumann S. 15, S. 16, S. 19 / © Susanne Schug, Breumo GmbH & Co KG S. 20 /
© Thomas Rabsch, Breumo GmbH & Co KG S. 22 / © Ruth Breuer, Breumo GmbH & Co KG S. 23 /
© Monika Gramse S. 29, S. 30, S. 33, S. 34 / © wikimedia-commons S. 158
© Fotolia.com S. 2, S. 6, S. 13, S. 28, S. 34, S. 38, S. 40, S. 41, S. 42, S. 46, S. 55, S. 147, S. 154, S. 159
© 123rf.com S. 9, S. 10, S. 14, S. 27, S. 37, S. 44, S. 51, S. 54, S. 59, S. 62, S. 63, S. 67, S. 70, S. 71, S. 74,
S. 75, S. 78, S. 79, S. 82, S. 83, S. 87, S. 90, S. 91, S. 94, S. 95, S. 99, S. 103, S. 107, S. 110, S. 111, S. 114,
S. 115, S. 119, S. 123, S. 127, S. 131, S. 134, S. 135, 138, S. 139, S. 143, S. 150, S. 151, S. 155
Illustrationen: www.BioLib.de und plantillustrations.org

© 2017 Emons Verlag GmbH
Alle Rechte vorbehalten
Konzept, Redaktion und Produktion: Feierabend Unique Books,
peterfeierabend.de
Lektorat: Alexander Kerkhoffs
Gestaltung: Frank Behrendt, artwork-factory.com
Druck und Bindung: Printed in Europe 2017
ISBN 978-3-7408-0094-9

Der Inhalt dieses Buches wurde auf dem FSC-zertifizierten Papier
GardaPat 13 KIARA des Herstellers Papier Union GmbH gedruckt.

Originalausgabe

Unser Newsletter informiert Sie regelmäßig über Neues von emons:
Kostenlos bestellen unter www.emons-verlag.de